临床护患沟通技巧指导手册

LINGCHUANG
HUHUAN GOUTONG
JIQIAO ZHIDAO SHOUCE

主编 ◎ 马晓玲 王孝艳 陈艳梅 徐晓艳

辽宁科学技术出版社
LIAONING SCIENCE AND TECHNOLOGY PUBLISHING HOUSE

拂石医典
FU SHI MEDBOOK

内容简介

本书由临床护理经验丰富的护理学沟通专家编写，主要介绍护士在临床工作中应该如何分层回答患者的提问，体现了护士需要掌握的专业知识和沟通技巧。全书分基础沟通、进阶沟通和疑难沟通共三篇，每篇均包括沟通理论与技巧、沟通实践两部分，在沟通实践部分共纳入 175 个问题，均为临床护士最常被问到的问题。对于每个问题，作者首先剖析核心知识点，然后根据患者及家属对知识的渴求程度分层，给出参考回答，最后精炼点评问答，对于临床护士、实习护士以及护理学生都具有非常重要的参考价值。

图书在版编目（CIP）数据

临床护患沟通技巧指导手册 / 马晓玲等主编 . -- 沈阳 : 辽宁科学技术出版社 , 2025. 5. -- ISBN 978-7-5591-4140-8

Ⅰ. R192.6-62

中国国家版本馆 CIP 数据核字第 2025AX3645 号

出版发行：辽宁科学技术出版社
　　　　　北京拂石医典图书有限公司
地　　址：北京海淀区车公庄西路华通大厦 B 座 15 层
联系电话：010-88581828/024-23284376
E-mail：fushimedbook@163.com
印　刷　者：天津淘质印艺科技发展有限公司
经　销　者：各地新华书店

幅面尺寸：170mm×240mm
字　　数：310 千字　　　　　　　　印　张：17.5
出版时间：2025 年 5 月第 1 版　　　印刷时间：2025 年 5 月第 1 次印刷

责任编辑：陈　颖　　　　　　　　　责任校对：梁晓洁
封面设计：黄墨言　　　　　　　　　封面制作：黄墨言
版式设计：天地鹏博　　　　　　　　责任印制：丁　艾

如有质量问题，请速与印务部联系　　联系电话：010-88581828

定　　价：75.00 元

编委名单

主　编　马晓玲　王孝艳　陈艳梅　徐晓艳

副主编　陈建飞　冯燕芳　黄赛茜　郑嘉琪

　　　　刘勇华　赵秀丽　覃悦玲　王伟阁

编　者　（以姓氏笔画为序）

马晓玲（重庆康华众联心血管病医院）

王伟阁（商丘市第一人民医院）

王孝艳（厦门大学附属翔安医院）

冯燕芳（田东县人民医院）

刘勇华（华中科技大学同济医学院附属协和医院）

陈建飞（聊城市第二人民医院）

陈艳梅（深圳市罗湖区妇幼保健院）

郑嘉琪（枣庄市峄城区人民医院）

赵秀丽（航天中心医院）

徐晓艳（南京医科大学第四附属医院）

黄赛茜（温州市第六人民医院）

覃悦玲（南方医科大学珠江医院）

主编简介

马晓玲　重庆康华众联心血管病医院党支部书记、ICU护士长，副主任护师，重庆市心血管病专科护士。学术成果：撰写论文20篇，发表杂志为《中华护理杂志》《局解手术学杂志》《中华现代护理杂志》等；参与课题2项；获得专利1项。专业擅长：擅长危重症病人的护理安全管理，急危重症病人的急救、呼吸循环系统监护、血管通路的管理及心脏术后危重症病人的监护管理；熟练掌握人工气道护理、机械通气护理、血流动力学监测、床旁CRRT等。在临床护理质量管理方面，熟悉护理质量管理工具的运用、指标的制定和建立、过程环节质控、结果追踪，做到不断持续改进。教学：三基三严的理论和专业技术的培训，心血管专科知识和操作技能的培训。社会任职：中国非公医疗协会护理分会第二届委员会委员，重庆市护理学会第一届心胸外科护理专业委员会副主任委员，重庆市护理学会第一届科普护理专委会委员，重庆市社会医疗机构协会护理分会第二届委员会心血管病护理学组委员。曾获荣誉：荣获"重庆市卫生健康系统先进个人""优秀护理标兵""优秀护理骨干""先进医务工作者""优秀共产党员""优秀管理者""护理特殊贡献奖"等多项殊荣。

王孝艳　女，硕士，副主任护师，厦门大学附属翔安医院胸外科护士长，毕业于哈尔滨医科大学护理学专业。发表SCI论文2篇；国家级论文4篇，其中中文核心期刊论文2篇。参编厦门大学本科生教材1部，参编高等院校改革教材（护理本科）1部。市级科研课题立项1项，大学生创新创业项目1项。曾在重症医学科工作十余年，擅长急危重症患者抢救及管理。担任中国抗癌协会肺癌整合护理专业委员会委员；厦门市护理学会护理科普委员会副主任委员；中国民族卫生协会卫生健康技术推广专家委员会（护理学）委员。

陈艳梅 深圳市罗湖区妇幼保健院产后康复科副主任，中国计划生育协会生命之旅青春先锋、广东省青春健康师资，深圳市健康科普专家库成员，汕头大学医学院临床 PBL 课程导师，获得法国盆底康复二级证书，中国妇幼保健协会认证中医孕产康复师资，国家二级心理咨询师、高级公共营养师，国家电生理适宜技术应用师资认证，国家级孕产瑜伽指导师，广东省高级盆底康复治疗师，IBCLC 核心课程认证，法国 Waff 盆腹力学孕产运动康复中级认证，意大利 FM 筋膜手法 Level 3 认证。发表论文 20 余篇，出版论著 4 部；获得国家级专利 6 项，新技术新项目 10 余项。学会任职：中国康复医学会产后康复专业委员会功能运动与美态学组常务委员，广东省健康促进工作委员会第一届委员，广东省健康管理学会第一届女性整体康复促进委员会委员，广东省国际泌乳顾问与母乳喂养协会常务委员，深圳市医师协会盆底整合康复专业委员会理事。

徐晓艳 女，本科，主管护师，南京医科大学第四附属医院泌尿外科护士长，毕业于南京中医药大学。发表国家级论文数篇，核心期刊论文 2 篇；获得实用新型专利 3 项，国家发明专利 1 项。在南京医科大学第四附属医院工作十余年，先后在内、外、妇产等科室工作，曾担任本科实习生的护患沟通测评老师。致力于搭起患者与医务工作者的沟通桥梁，在临床护理过程中，不断总结研究护患沟通的方式及方法，建立和谐的护患关系，给患者提供心理支持，得到患者的高度满意！

前　言

在临床护理的每一天，护士们都会与患者及家属展开无数次的对话。这些看似平常的交流，却承载着患者对健康的渴望、对未知的焦虑，以及对医护人员的信任。一句耐心的解答、一个温暖的眼神，往往能抚平患者的不安，架起护患之间理解的桥梁。然而，面对形形色色的提问，许多护士尤其是新人，常会陷入"不知如何回答更合适"的困境——太专业怕患者听不懂，太简略又显得敷衍，甚至因沟通不畅引发误解。如何让每一次对话既传递专业，又充满温度？这正是我们编写这本《临床护患沟通技巧指导手册》的初衷。

护患沟通不仅是信息传递，更是一场心灵的对话。遗憾的是，现有的学习资料多以理论为主，缺乏对真实场景的还原。新手护士捧着厚厚的教材，却依然在面对患者时手足无措；而经验丰富的护士长寥寥数语便能化解矛盾，这种差距往往源于"实战经验"的积累。本书的诞生，正是为了填补这一空白。我们深入临床一线，收集了数百个常被患者问及的问题，通过精心筛选，纳入最具有代表性的问题，从"能一针扎上吗"到"为什么住院治疗后病情加重了"，覆盖基础、进阶、疑难三大层级，力求还原真实的护理场景。

本书的核心，在于"分层沟通"的理念。我们深知，患者的需求因人而异：有人只需简明答案，有人渴望深入理解，还有人因情绪波动需要情感支持。因此，每个问题不仅剖析医学知识点，更针对不同患者的特点，提供多版本回答示范。例如，患者提出夜间锁门保证睡眠，其核心诉求并非对抗制度，而是担忧睡眠不足影响康复。护士通过"三步策略"化解矛盾：共情先行——用"我非常理解"迅速拉近距离，避免对立感；解释必要性——简明传递"安全与观察"的医学逻辑，而非机械强调规则；提供替代方案——从拉围帘到调整巡视频率，赋予患者主动改善体验的空间。这种沟通方式，既维护了医疗规范的专业性，又通过灵活建议展现了护理的人性化。当患者感受到自己的需求被倾听、被尊重时，制度不再是冰冷的约束，而成为医患共同守护健康的契约。

此外，书中融入了大量非语言沟通技巧与伦理考量。比如，面对家属对约束带使用的质疑，护士如何通过共情表达与科学解释，既维护患者安全，又安抚家属情绪？这些复杂场景的拆解，不仅提升护士的应变能力，更引导其思考沟通背后的责任与温度。

本手册专为临床护士量身定制，尤其适合低年资护士和实习生。通过"从易到难"的内容设计，读者可循序渐进地掌握沟通艺术：从基础问答中夯实专业，在进阶案例中磨炼技巧，最终于疑难情境中锤炼从容。每一章的"理论＋实践"结构，辅以真实案例点评，让抽象的技巧化为可落地的行动指南。

护理工作是一场科学与人文的交织。我们相信，卓越的护理不仅需要精湛的技术，更离不开有温度的沟通。希望这本手册能成为每一位护士的案头伙伴，助您在繁忙的临床工作中，用专业消除疑虑，用真诚传递关怀，让每一次对话都成为治愈的力量。

愿我们共同携手，以沟通之名，守护生命之暖。

编　者
2025 年 4 月

目　录

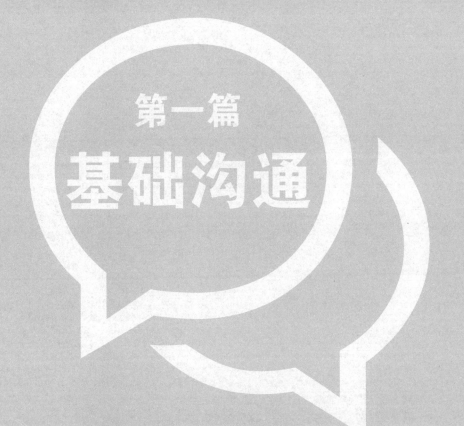

第一篇
基础沟通

第一节　沟通理论与技巧

一、沟通的概念

沟通是指信息在发送者和接收者之间传递的过程，这个过程通过一系列的符号、行为和渠道来实现。信息发送者将自己的想法、情感、需求等编码成可传递的信息形式，如语言、文字、表情、动作等，然后通过合适的渠道（如面对面交谈、电话、邮件等）传递给接收者。接收者收到信息后，对其进行解码，理解其含义，并根据自己的理解做出反馈。有效的沟通要求发送者准确、清晰地传递信息，同时接收者能够正确理解并给予恰当回应，以达到信息共享、理解和协调行动的目的。

二、沟通的形式

1. 语言沟通

这是最常见的沟通形态，通过口头语言和书面语言进行信息交流。口头语言沟通如面对面交谈、小组讨论、演讲等，具有即时性和互动性强的特点，能够快速传递信息并获得反馈。书面语言沟通则包括书信、报告、文件、电子邮件等，其优点是信息可以长期保存，内容相对正式、规范，适合传递复杂、详细的信息。

2. 非语言沟通

非语言沟通包括身体语言、面部表情、眼神交流、空间距离、触摸等。身体语言如姿势、手势等能够辅助表达思想，比如点头表示同意，摇头表示否定。面部表情能直观反映情绪，如微笑传达友好，皱眉表示担忧。眼神交流在沟通中起着重要作用，专注的眼神表示关注和尊重。空间距离也能传达不同含义，亲密距离适用于亲密关系，社交距离用于一般社交场合。适当的触摸，如握手、拍肩在特定情境下可传递安慰、鼓励等情感。

三、影响有效沟通的因素

1. 个人因素

个人因素包括沟通双方的生理状态，如疲劳、疾病可能影响沟通效果；心理因素，如情绪不稳定、焦虑、紧张等会干扰信息的传递和理解；文化背景差异，不同文化的价值观、语言习惯、非语言行为等不同，可能导致误解；知识水平和认知能力的不同，也会使对信息的理解和表达产生偏差。

2. 环境因素

嘈杂的环境会分散注意力，干扰信息的接收；沟通场所的物理空间大小、温度、光线等也会影响沟通者的舒适度和注意力；此外，沟通时机选择不当，如在对方忙碌或情绪不佳时沟通，也难以达到有效沟通的目的。

3. 信息因素

信息本身的清晰度、完整性、准确性至关重要，模糊、冗长、错误的信息会使接收者难以理解；信息的组织和表达方式也会影响沟通效果，逻辑混乱、重点不突出的信息不易被接收者把握。

4. 沟通渠道因素

不同的沟通渠道有其自身特点和局限性。例如，电话沟通方便快捷，但缺乏面对面沟通时的非语言信息；电子邮件适合传递文字信息，但不适用于紧急、复杂且需要即时反馈的沟通。若选择的沟通渠道不恰当，可能无法准确传递信息。

四、护患沟通的意义

1. 提高护理质量

良好的护患沟通有助于护士全面了解患者的病情、需求和心理状态。通过有效的沟通，护士能够准确评估患者情况，制订更个性化、科学的护理计划，提供更贴心、精准的护理服务，从而提高护理质量，促进患者康复。

2. 增强患者依从性

当护士与患者建立良好沟通关系时，患者对护士的信任度会增加。护士向患者解释治疗方案、护理措施及注意事项时，患者更容易理解和接受，从而积极配合治疗和护理，提高治疗依从性，有利于疾病的治疗和康复进程。

3.改善患者心理状态

疾病往往会给患者带来心理压力和负面情绪。护士通过温暖、关切的沟通，能够给予患者情感支持和心理安慰，缓解患者的焦虑、恐惧等不良情绪，增强患者战胜疾病的信心，对患者的心理健康产生积极影响。

4.减少护患纠纷

清晰、有效的护患沟通能够避免因信息不对称、误解等引发的矛盾和冲突。护士及时向患者解释医疗护理过程中的问题，倾听患者的诉求，能够增进护患之间的理解和信任，减少护患纠纷的发生，营造和谐的医疗护理环境。

五、回答患者知识性问题的技巧

在日常的护理工作中，护士经常需要回答患者提出的各类问题，其中最多的是知识性问题，这类问题也是最基础的沟通。高效、准确地回答患者的问题，不仅能够提升患者的满意度，还能增强患者对自身疾病的了解，从而促进疾病的康复。因此，掌握与患者沟通的技巧显得尤为重要。

1.倾听与理解

在与患者沟通时，倾听是第一步。护士应耐心倾听患者提出的问题，确保自己完全理解患者的需求。在倾听过程中，可以通过点头、微笑等非语言行为来表示自己在认真倾听。同时，护士还可以通过重复患者的问题来确认自己的理解是否准确。

2.简化语言，通俗易懂

对于知识性问题，护士应避免使用过于专业的医学术语，而应使用简单、易懂的语言来回答患者的问题。在回答时，可以尽量使用日常生活中的例子或类比，以帮助患者更好地理解。此外，护士还可以采用分段解释的方式，将复杂的问题分解成几个简单的部分，逐一进行解释。

3.确保信息的准确性

在回答患者的问题时，护士应确保所提供的信息准确无误。如果自己对某个问题不确定，可以告知患者自己会尽快查询相关资料或咨询医生后再给予答复。同时，护士还可以向患者推荐一些可靠的医学书籍或网站，供患者自行查阅。

4.注重情感交流

在回答患者的问题时，护士不仅要关注信息的传递，还要注重与患者的情感交流。护士可以通过语气、语调等方式来表达对患者的关心和理解，让患者感受到自己的真诚和温暖。此外，护士还可以主动询问患者的感受和需求，以便更好地为患者提供个性化的护理服务。

5. 使用非语言沟通技巧

除了语言沟通外，非语言沟通技巧在回答患者问题时也起着重要的作用。护士可以通过面部表情、肢体语言等方式来传递信息，增强沟通效果。例如，在回答患者的问题时，护士可以保持微笑、眼神专注等积极的面部表情；在解释某些复杂的问题时，可以通过手势或画图等方式来辅助说明。

6. 鼓励患者提问

在与患者沟通时，护士应鼓励患者积极提问。通过提问，患者可以更好地了解自己的病情和治疗方案；同时，护士也可以通过患者的提问来了解患者的需求和关注点，从而提供更优质的护理服务。为了鼓励患者提问，护士可以主动询问患者是否有任何疑问或不解之处；在回答患者问题时，也可以主动询问患者是否理解了自己的回答。

总之，在与患者沟通知识性问题时，护士应掌握一定的沟通技巧和方法。通过倾听、简化语言、确保信息准确性、注重情感交流、使用非语言沟通技巧及鼓励患者提问等方式，护士可以更好地与患者沟通互动，提升患者的满意度和信任度。同时，这些沟通技巧也能够帮助护士更好地履行自己的职责和义务，为患者提供更优质的护理服务。

第二节　沟通实践

本节列举的是患者最常见且较为基础的疑问，这些问题虽然看似简单，但回答时却需要护士具备扎实的专业知识和良好的沟通技巧。例如，关于药物的用法、剂量、副作用等基础问题，护士不仅要准确回答，还要用通俗易懂的语言解释，确保患者能够完全理解。

在回答基础问题时，护士应充分考虑患者的个体差异。对于受教育程度较高的患者，护士可以更加深入地解释医学原理，以满足其对知识的渴求；而对于理解能力较差或受教育程度较低的患者，护士则需要用更加简单明了的语言进行解释，避免使用专业术语，以免增加患者的困惑。

　　此外，护士在回答患者问题时，还应注重情感沟通。患者往往因为疾病带来的痛苦和不安而显得焦虑、紧张，此时，护士的关心和安慰就显得尤为重要。护士可以通过温柔的语言、关切的眼神和适当的肢体语言，传递出对患者的关爱和支持，帮助患者缓解紧张情绪，增强治疗信心。

　　沟通的艺术在于恰到好处地把握患者的需求和感受，通过合适的语言和行为，达到与患者心灵的交流。在回答基础问题时，护士不仅要保证信息的准确性和易懂性，还要注重与患者的情感沟通，使患者在获取知识的同时，也能感受到护士的关心和温暖。

　　下面我们通过 72 个常见问题来阐述沟通技巧的实际运用。

💬 问题 1. 护士，请问我的血压正常吗?

【核心知识点】

1. 定义与分类

　　血压是指血液在血管内流动时作用于单位面积血管壁的侧压力，是推动血液在血管内流动的动力。血压分为收缩压（高压）和舒张压（低压），通常所说的血压是指体循环的动脉血压。

2. 正常值与异常值

　　正常成年人的血压范围，收缩压为 90 ～ 140mmHg，舒张压为 60 ～ 90mmHg。高血压是指收缩压大于等于 140mmHg 和 / 或舒张压大于等于 90mmHg。低血压是指收缩压低于 90mmHg 和 / 或舒张压低于 60mmHg。

3. 影响因素

　　影响血压的因素包括不可改变及管理的因素如气候、年龄、遗传，可改变的因素如高盐低钾饮食、吸烟、嗜酒、运动少、压力大、肥胖等，可以管理的危险因素如药物、甘草、激素等，以及可以管理的疾病因素如呼吸睡眠暂停综合征、血管炎等。

4. 测量与诊断

　　测量血压的方法有水银血压计测量法和电子血压计测量法。测量血压前需要保持安静状态，避免吸烟、喝浓茶或咖啡等刺激性饮料，并在静息状态下休息至少 5 分钟。测量时，被检者取坐位，伸出右侧手臂，掌心向上，与心脏在同一水平，将血压计袖带绑在右臂肘横纹上 2 ～ 3cm 处，松紧以能够容下一指为宜。高血压的诊断需要在不同时间段多次测量，如果血压持续高于正常水平，才能定义为高血压。

5.危害与治疗

高血压是心脑血管疾病的危险因素，可导致脑卒中、冠心病、慢性肾衰竭、高血压心脏病及心律失常等严重后果。低血压可导致头晕、心悸、少尿等症状，严重时甚至危及生命。治疗高血压需要强调控制性降压，包括改善生活方式（如低脂、低盐、低糖饮食，戒烟限酒，心态平和，适量运动，控制体重等）和药物治疗。治疗低血压需要针对病因进行治疗，如调整药物剂量、改善营养状况等。

6.脉压差

脉压差指的是收缩压与舒张压差值，正常值为 30 ～ 40mmHg。脉压差增大最常见的原因是动脉硬化和甲状腺功能亢进。脉压差减小可见于心包积液、缩窄性心包炎等疾病。

以上是有关血压的核心知识点，掌握这些知识点有助于更好地了解和管理血压。

【不良示范】

正常。

【正确示范】

【针对普通患者】血压的正常范围在收缩压 90 ～ 140mmHg，舒张压 60 ～ 90mmHg。您的血压是 **，在正常范围内，如有不适可以到心内科就诊。

【针对知识需求高的患者】正常成年人的血压范围，收缩压为 90 ～ 140mmHg，舒张压为 60 ～ 90mmHg。高血压是指收缩压大于等于 140mmHg 和 / 或舒张压大于等于 90mmHg。低血压是指收缩压低于 90mmHg 和 / 或舒张压低于 60mmHg。高血压是心脑血管疾病的危险因素，可导致脑卒中、冠心病、慢性肾衰竭、高血压心脏病及心律失常等严重后果。低血压可导致头晕、心悸、少尿等症状，严重时甚至危及生命。治疗高血压强调控制性降压，包括改善生活方式，比如低脂、低盐、低糖饮食，戒烟限酒，心态平和，适量运动，控制体重等，还有药物治疗。治疗低血压需要针对病因进行治疗，如调整药物剂量、改善营养状况等。

👍【点评】

　　患者除了想了解自己血压是否正常，也想了解更多的血压方面的知识，医护人员可以借此做更多的健康宣教。

💬 **问题 2. 护士，请问我的血糖正常吗？**

【核心知识点】

1. 血糖的概念及作用

　　血糖是指血液中的葡萄糖含量，它是机体主要的能量来源之一。血糖的主要作用包括为身体各组织细胞提供能量，维持正常的生理功能，以及促进新陈代谢等。

2. 血糖的来源与去路

　　血糖的来源主要有 3 种：一是食物中的碳水化合物经过消化分解成葡萄糖后被吸收进入血液；二是肝脏中的糖原分解成葡萄糖释放入血；三是非糖物质如蛋白质、脂肪在体内通过糖异生作用转化为葡萄糖。血糖的去路则主要包括被身体各组织细胞消耗利用，以及部分转化为糖原并储存在身体内。

3. 血糖的正常范围

　　血糖值与进食时间密切相关，根据进食情况，可分为空腹血糖和餐后血糖。正常人的空腹血糖一般为 3.9 ～ 6.1mmol/L，餐后 2 小时血糖通常小于 7.8mmol/L。对于妊娠期妇女，其空腹血糖正常值范围为 3.1 ～ 5.1mmol/L，餐后 2 小时血糖正常值应小于 8.5mmol/L。

4. 血糖的调节机制

　　血糖的调节是一个复杂的过程，涉及多种激素和器官的共同作用。其中，胰岛素是降低血糖的主要激素，它能够促进葡萄糖进入细胞利用和储存。而胰高血糖素、肾上腺素等激素则在血糖降低时起到升高血糖的作用。此外，肝脏在血糖调节中也扮演着重要角色，它能够通过糖原的合成与分解来维持血糖的稳定。

5. 血糖异常及其危害

　　血糖异常包括高血糖和低血糖两种情况。高血糖可能导致糖尿病等疾病的发生，出现多饮、多食、多尿、体重减轻等症状。而低血糖则会引起头晕、乏力、心慌等低血糖反应，严重时甚至可能危及生命。因此，保持血糖在正常范围内对于维护身体健康至关重要。

6.血糖的监测与管理

血糖的监测是管理血糖的重要手段之一。通过定期监测血糖，可以及时发现血糖异常并采取相应的治疗措施。在管理血糖时，除了药物治疗外，还需要注意饮食调整、适量运动以及保持良好的生活习惯等。同时，对于糖尿病患者来说，定期监测糖化血红蛋白等指标是评估长期血糖控制状况的重要方法。

【不良示范】

正常。

【正确示范】

【针对普通患者】血糖正常值是空腹 3.9～6.1mmol/L，餐后 1 小时 6.7～9.4mmol/L，餐后 2 小时≤7.8mmol/L）您的空腹血糖是 4.9mmol/L，属于正常范围。

【针对知识需求高的患者】血糖值与进食时间密切相关，根据进食情况，可分为空腹血糖和餐后血糖。正常人的空腹血糖一般在 3.9～6.1mmol/L，餐后 2 小时血糖通常小于 7.8mmol/L。血糖的调节是一个复杂的过程，涉及多种激素和器官的共同作用。其中，胰岛素是降低血糖的主要激素，它能够促进葡萄糖进入细胞利用和储存。而胰高血糖素、肾上腺素等激素则在血糖降低时起到升高血糖的作用。此外，肝脏在血糖调节中也扮演着重要角色，它能够通过糖原的合成与分解来维持血糖的稳定。您的空腹血糖是 4.9mmol/L，在正常范围。

【点评】

患者除了想了解自己血糖是否正常，也想了解更多的血糖方面的知识，医护人员可以借此做更多的健康宣教。

☺ 问题 3. 测血糖时：护士，俺这血糖天天测，一天还测两次，又不是很高，我不想测了。

【核心知识点】

血糖监测是糖尿病管理的重要组成部分，通过定期监测血糖水平，患者可以更好地了解病情变化，调整治疗方案，预防并发症。1 型糖尿病患者：通常每天监测 3 ～ 4 次，餐前、餐后、睡前均需监测。2 型糖尿病患者：根据病情和治疗方案，监测频率不同。口服药患者可能每周监测几次，胰岛素治疗者需每天多次监测。

血糖监测的时间点：①空腹血糖：早晨起床后未进食时的血糖，反映基础血糖水平。②餐前血糖：每餐前的血糖，帮助调整餐前药物或胰岛素剂量。③餐后 2 小时血糖：从第一口饭开始计时 2 小时后的血糖，反映饮食对血糖的影响。④睡前血糖：睡前监测，预防夜间低血糖。⑤随机血糖：任何时间的血糖监测，用于急性高血糖或低血糖的评估。

👩‍⚕️【不良示范】

医嘱让检测 2 次。

👩‍⚕️【正确示范】

【针对普通患者】监测血糖时您确实受疼了，但是根据您的病情和血糖值还是需要监测的。通过定期监测血糖水平，可以更好地了解您的病情变化，调整治疗方案，预防并发症。我扎针的时候会抓着您手并且慢一点，这样您就不会感觉很疼了。当您的血糖水平稳定了就可以减少监测频次了。

【针对知识需求高的患者】监测血糖时您确实受疼了，但是根据您的病情和血糖值还是需要监测的。通过定期监测血糖水平，可以更好地了解您的病情变化，调整治疗方案，预防并发症。您在治疗上刚调整了降糖药物，更需要监测一下血糖值，以免出现血糖控制不佳或低血糖的情况。我扎针的时候会抓着您的手并且慢一点，这样您就不会感觉很疼了。当您的血糖水平稳定了就可以减少监测频次了。

11

👍【点评】

　　回答"医嘱让检测 2 次"虽说可能是正常答案，但是会给患者推卸责任的感觉。

　　患者提问实际上是心里有害怕，害怕受疼。护士首先告知监测的必要性和重要性，也能让患者感受到护士对其的重视。再提出缓解疼痛的建议，有助于后续护理工作的开展。还能让患者感受到关怀。

💬 **问题 4. 夜班巡视病房时：护士，晚上我必须锁门，不锁门我们病人睡不着。**

【核心知识点】

　　巡视病房是医护人员日常工作的重要组成部分，旨在及时了解患者的病情变化、提供护理服务、确保患者安全，并与患者及其家属进行沟通。通常每 1 ～ 3 小时巡视一次，具体频率根据患者病情和护理级别调整。夜间巡视同样重要，可确保患者在夜间也能得到及时护理。

【不良示范】

我们有制度不允许锁门。

【正确示范】

　　【针对普通患者】不锁门没有安全感，大部分人都是这样的，我特别能理解，但是巡视病房不仅是我们的职责，更是为了保证患者的安全，及时发现病情变化。您夜间睡觉时可以拉上围帘，营造自己的私密空间，我们也会轻声，不打扰你们休息。

　　【针对知识需求高的患者】不锁门没有安全感，大部分人都是这样的，我特别能理解，但是巡视病房不仅是我们的职责，更是为了保证患者的安全，及时发现病情变化。您夜间睡觉时可以拉上围帘，营造自己的私密空间，我们也会轻声，不打扰你们休息。当您的病情稳定后我们可以延长巡视间隔时间，最大限度地保障您的休息。

👍【点评】

回答"我们有制度不允许锁门"虽说可能是正常答案，但是会给患者死板、不重视的感觉。

患者提问实际上是顾虑影响睡眠，担心休息不好影响疾病恢复。护士首先告知巡视的重要性，让患者感觉到疾病得到及时的观察和治疗同样重要，并提出可以提高患者睡眠质量的方法，今后可以改变巡视次数，让患者不仅感受到关心，还有了希望，容易接受。

💬 **问题 5. 被患者询问费用时：护士，二级护理比一级护理收费便宜，我这护理级别为什么一开始不是二级，是不是故意多收几天钱啊?**

【核心知识点】

护理分级是根据患者的病情、自理能力和护理需求，将患者分为不同护理级别，包括特级护理、一级护理、二级护理和三级护理，以便提供相应的护理服务。护理分级有助于合理分配护理资源，提高护理质量，确保患者得到适当的照顾。

👨‍⚕️【不良示范】

不是。

【正确示范】

【针对普通患者】您是一位特别细心的人，护理级别的划分是根据您的病情、自理能力和护理需求确定的，并不是随意划分的。现在您的病情稳定了，我们当然要及时更改您的护理级别，减少收费，并不是为了多收您的钱。

【针对知识需求高的患者】您是一位特别细心的人，护理级别的划分是根据您的病情、自理能力和护理需求确定的，并不是随意划分的。一级护理的时候我们护士每 1～2 小时就会巡视您一次，现在您的病情稳定了，我们当然要及时更改您的护理级别，减少收费，并不是为了多收您的钱。

【点评】

回答"不是"虽说可能是正常答案，但是会给患者敷衍、不重视的感觉。

患者提问实际上是担心多收费。护士首先表示患者非常细心，然后直截了当告诉患者结果，同时也肯定了我们也需要改，再给予不同程度的专业知识解释，可在患者面前树立专业和权威的形象，并不是为了多收费而是为了减少患者花费，话锋一转让患者感受到为他考虑。

💬 **问题 6. 巡视病房时：护士，我输液的手怎么这么疼啊?**

【核心知识点】

输液时手部疼痛是常见的现象，可能由多种原因引起。①药物刺激：某些药物（如抗生素、化疗药物）对血管有较强的刺激性，可能导致局部疼痛。②输液速度过快：输液速度过快可能导致血管扩张，引起疼痛。③针头位置不当：针头位置不当或针头移动可能刺激血管壁，引起疼痛。④静脉炎：长期输液或药物刺激可能导致静脉炎，表现为局部红肿、疼痛。⑤液体温度过低：输入液体温度过低可能刺激血管，引起疼痛。⑥患者个体差异：部分患者对疼痛较为敏感，可能更容易感到不适。

【不良示范】

没事儿。

【正确示范】

【针对普通患者】我来看看现在的输液情况（如果输液正常），现在输液是正常的，您手疼可能是因为药物对血管的刺激，这个药输快一点对治疗疾病效果好，经过我查看您液体没有外渗的情况，不用担心。如果您实在受不了我可以稍微调一下滴速，毕竟疼痛是非常不舒服的。

【针对知识需求高的患者】我来看看现在的输液情况（如果输液正常），现在输液是正常的，您手疼可能是因为药物对血管的刺激，这个药输快一点对治疗疾病效果好，经过我查看您液体没有外渗的情况，不用担心。输液过程中您可以注意观察输液部位是否有红肿、硬结、渗液等异常情况，我们会及时处理。如果您实在受不了我可以稍微调一下滴速，毕竟疼痛是非常不舒服的。

【点评】

回答"没事儿"虽说可能是正常答案，但是会给患者敷衍、不重视的感觉。

患者提问实际上是疼痛引起患者不适，患者也担心是不是输液出了问题，影响治疗。护士首先说来看看现在的输液情况，同时对输液部位进行检查，这既是判断的依据，也能让患者感受到护士对其的重视。经过判断输液正常，直截了当告诉患者结果，可以迅速消除其担忧心理。告知患者需要关注的一些事，加以提醒，可在患者面前树立专业和关心的形象，让患者做到心里有数，也能再次感受到重视。

💬 问题 7. 扎针时：护士，你扎针的手艺高吗? 能一针扎上吗?

【核心知识点】

静脉穿刺，并非简单的穿刺动作，而是一门融合了知识、技巧与细心的艺术。在进行穿刺之前，医护人员需要对患者的血管状况进行全面的评估。凭借着丰富的经验和敏锐的观察力，医护人员能够准确地判断出最适合穿刺的静脉位置。有时，由于患者的血管条件不佳或者情绪紧张导致血管收缩，穿刺时可能会遇到一些困难。

【不良示范】

不能保证。

【正确示范】

【针对普通患者】虽然不能保证每一次都能一针扎上，但是我有十几年的工龄了，也是经验丰富的护士，我会对您的血管进行全面的评估，选择最合适的位置，尽量减轻扎针的疼痛。

【针对知识需求高的患者】虽然不能保证每一次都能一针扎上，但是我有十几年的工龄了，也是经验丰富的护士，我会对您的血管进行全面的评估，选择最合适的位置，尽量减轻您扎针的疼痛。有时，由于患者的血管条件不佳或者情绪紧张导致血管收缩，穿刺时可能会遇到一些困难，您需要做的就是放松。

👍【点评】

回答"不能保证"虽说可能是正常答案，但是会给患者失落的感觉。

患者提问实际上是心里有担忧，害怕一针扎不上。护士虽然说不能保证，但告知患者她是非常有经验的护士，也很大程度地消除了患者的疑虑，利用专业知识说服患者。

问题 8. 更换液体时：护士，你拿来液体就给挂上了，没见你消毒啊？

【核心知识点】

碘伏消毒输液袋接口时需要等待 30 秒至 1 分钟，让碘伏充分发挥杀菌作用，待碘伏自然干燥后再进行输液器的连接操作。

【不良示范】

消毒了。

【正确示范】

【针对普通患者】您观察得真仔细、很注重细节，碘伏消毒后需要自然干燥，我已提前消毒，可以节约时间，尽快给您挂上液体。

【针对知识需求高的患者】您观察得真仔细、很注重细节，碘伏消毒后一般需要等待 30 秒至 1 分钟，让碘伏充分发挥杀菌作用，待碘伏自然干燥后，再进行输液器的连接操作。我已提前消毒，可以节约时间，尽快给您挂上液体。

【点评】

回答"消毒了"虽说可能是正常答案，但不会打消患者的疑心。

患者提问实际上是担忧输液污染。护士直截了当告诉患者结果，并让其了解其中原因，可以迅速消除其担忧心理。进一步告诉患者碘伏消毒的作用时间，从专业上让患者信服，并且说是为了节约时间，尽快挂上液体，让患者感觉一切以他为重。

💬 **问题 9. 去做检查时：护士，我手上带着留置针能做核磁去吗？**

【核心知识点】

磁共振成像（MRI）检查绝对禁忌证：体内有磁性金属植入物如心脏起搏器、植入式除颤器（ICD）、磁性动脉瘤夹、人工耳蜗、金属异物等。

留置针的主要材质包括聚氨酯、聚四氟乙烯和硅胶。这些材质经过严格筛选和测试，以确保其在医疗应用中的安全性、有效性和舒适性，不影响磁共振成像 MRI。

【不良示范】

没事儿。

【正确示范】

【针对普通患者】您的担心我很理解，您是一位非常细心的人，但您不用担心，体内有磁性金属植入物的不能做，留置针没事的。

【针对知识需求高的患者】您的担心我很理解，您是一位非常细心的人，但您不用担心，体内有磁性金属植入物的不能做，留置针没事的。留置针的主要材质包括聚氨酯、聚四氟乙烯和硅胶。这些材质经过严格筛选和测试，以确保其在医疗应用中的安全性、有效性和舒适性，不影响做磁共振成像 MRI。

👍 **【点评】**

回答"没事儿"虽说可能是正常答案，但是会给患者敷衍、不重视的感觉。

患者提问实际上是心里害怕和担忧，做磁共振成像 MRI 检查对患者来说是非常重要的事，患者担心留置针影响磁共振成像 MRI 检查是很常见的。护士直截了当告诉患者结果，可以迅速消除其担忧心理。再给予不同程度的专业知识解释，可在患者面前树立专业和权威的形象，有助于后续护理工作的开展。

🗨 问题 10. 输液时：护士，每次输甘露醇都疼，能不输了吗?

【核心知识点】

输注甘露醇时疼痛的原因很多。①药物高渗性刺激：甘露醇为 20% 高渗溶液，快速输注时局部血管内渗透压骤升，直接刺激血管内皮细胞，引发疼痛。长期输注可能导致静脉炎（化学性静脉炎）。②输注速度过快：速度过快使血管局部药物浓度过高，加剧血管刺激。③液体温度过低：低温药液可诱发血管痉挛，加重疼痛。④穿刺技术问题：针头位置不佳（如贴近血管壁）、反复穿刺或静脉过细，导致药液外渗或局部刺激。⑤个体敏感性差异：部分患者对甘露醇敏感，可能出现局部或沿静脉走行的烧灼样疼痛。

【不良示范】

不能。

【正确示范】

【针对普通患者】我看看您的手？局部没有红肿的情况，滴速也正好，甘露醇是高渗溶液，输注的时候会刺激血管，导致疼痛。甘露醇对于您疾病的治疗特别重要，所以不能不输。

【针对知识需求高的患者】我看看您的手？局部没有红肿的情况，滴速也正好，甘露醇是高渗溶液，输注的时候会刺激血管，导致疼痛。甘露醇对于您疾病的治疗特别重要，所以不能不输。甘露醇药液外渗时局部皮肤会出现红肿，并且会特别疼痛，到时候您及时通知我给您处理，我也会随时来看您。

【点评】

回答"不能"虽说可能是正常答案，但是会给患者生硬的感觉。

患者提问实际上是因为出现了疼痛而引发了担忧。护士首先查看输液部位，这既是判断的依据，也能让患者感受到护士对其的关心。经过判断没有问题，直截了当告诉患者结果，可以迅速消除其担忧心理。最后，再次嘱咐患者出现哪些情况及时告知，并告诉其随时来看，让患者再次感受到重视。

🗨 问题 11. 给病人戴监护时：护士，我们病人不想戴监护，戴了也没用，不仅多花钱还不治病。

【核心知识点】

心电监护是一种通过持续监测患者心脏电活动（心电图，ECG/EKG）来实时观察心脏功能的技术，广泛应用于临床医疗中。心电监护的作用：①实时监测心脏功能，显示心率、心律、ST 段变化（心肌缺血 / 梗死）、QRS 波形态等。发现心律失常（如房颤、室颤、心动过速 / 过缓）。②评估病情变化：对危重患者（如心肌梗死、休克、电解质紊乱）进行动态观察。监测药物（如抗心律失常药、洋地黄）对心脏的影响。③预警风险：通过报警系统（如心率超出设定范围）及时提示医护人员干预。

【不良示范】

不行。

【正确示范】

【针对普通患者】戴着监护您是不是有不舒适啊？心电监护可以持续监测您心脏电活动，评估病情变化，监护费用都在报销范围内，根据您现在的病情，需要监护的。

【针对知识需求高的患者】戴着监护您是不是有不舒适啊？心电监护可以持续监测您心脏电活动，评估病情变化，您看您的心率，还是比较快的，正常值是 60 ～ 100 次 / 分，监护费用都在报销范围内，根据您现在的病情，需要监护的。

👍【点评】

回答"不行"虽说可能是正常答案，但是会给患者敷衍、不重视的感觉。

患者提问实际上是因为不适、担心花费。护士强调监护的作用，指导患者查看监护数值，也能让患者感受到护士对其的重视。经过判断确实需要戴监护，并且告知患者花费可以报销，不仅专业还打消了患者的担忧，让患者再次感受到重视。

💬 问题 12. 发口服药时：护士，我吃这个药头疼，我不想吃了。

【核心知识点】

头痛可能是药物引起的副作用，也可能是其他原因引起的。耐心询问患者头痛的具体情况（如疼痛的部位、程度、持续时间、伴随症状等），检查生命体征（血压、心率等），排除紧急情况（如高血压危象），确认患者是否按医嘱正确服药（剂量、时间、方法），询问既往病史、药物过敏史及是否同时服用其他药物（可能引发相互作用）。

【不良示范】

不行。

【正确示范】

【针对普通患者】我来看看您吃的什么药，您说您头疼，哪个部位疼？怎样个疼法啊？您吃的是降压药，不一定是这个药引起的头疼。我建议您再咨询一下医师。药物不能随意停。

【针对知识需求高的患者】我来看看您吃的什么药，您说您头疼，哪个部位疼？怎样个疼法啊？您吃的是降压药，不一定是这个药引起的头疼。我给您测一下血压，目前血压是 130/80mmHg，您控制得挺好。规律服用降压药特别重要，血压不稳定容易引发中风。我建议您再咨询一下医师。药物不能随意停。

👍【点评】

　　回答"不行"虽说可能是正常答案，但是会给患者敷衍、不重视的感觉。

　　患者提问实际上有 2 个原因，一个是确实头疼不舒适，另一个原因为"是药三分毒"，患者担心药物影响身体健康。护士首先询问头疼的情况，同时对血压进行检查，这既是判断的依据，也能让患者感受到护士对其的重视。之后再强调了服用该药的重要性，以及可以咨询医师，看看是否有其他情况或治疗方案，帮助患者解决问题。

💬 问题 13. 护士，请问我的心电图正常吗？

【核心知识点】

　　心电图（ECG）是一种通过体表电极记录心脏电活动变化的图形技术，能够反映心脏的功能状态，为医生提供诊断心脏疾病的重要依据。

　　心电图的波形主要包括 P 波、QRS 波群和 T 波等，分别代表心脏不同部位的电活动。其中，P 波代表心房除极，QRS 波群代表心室除极，T 波代表心室复极。

　　心电图可以用于诊断多种心脏疾病，如心律失常（包括窦性心动过速、窦性心动过缓、心房颤动、心房扑动、期前收缩、房室传导阻滞等）、心肌梗死、心室肥厚等。例如，心房颤动的心电图表现为 P 波消失，代之以大小不等、形状各异的 f 波；心肌梗死的心电图上会出现特定的改变，如 ST 段抬高或压低、T 波倒置等。

　　心电图的解读需要关注波形的形状、间隔和频率。例如，P 波的缺失可能表明心房颤动，而 QRS 波的宽大可能提示心室肥大或传导阻滞。

　　心电图虽然是常用的诊断工具，但其结果仅供医生参考，不能作为确诊心脏疾病的唯一依据。医生通常会综合心电图结果与临床症状、体格检查和其他辅助检查结果一起评估患者的心脏健康状况。

　　心电图异常可能与睡眠不足、精神紧张、药物作用等因素有关。对于心电图异常的患者，医生会根据具体情况采取一般治疗、药物治疗或手术治疗等方式来治疗。

总之，心电图是评估心脏健康的重要工具，了解心电图的核心知识点有助于患者更好地了解自己的心脏健康状况，并与医生进行有效沟通。

【不良示范】

正常。

【正确示范】

【针对普通患者】心电图的正常范围是：心率 60 ～ 100 次 / 分，QRS 波群 0.06 ～ 0.10s，QT 间期 0.36 ～ 0.44s，PR 间期 0.12 ～ 0.20s，ST 段 0.05 ～ 0.15s。或者直接回答根据您的病情具体需要主治医师来给您分析。

【针对知识需求高的患者】心电图的波形主要包括 P 波、QRS 波群和 T 波等，分别代表心脏不同部位的电活动。其中，P 波代表心房除极，QRS 波群代表心室除极，T 波代表心室复极。

心电图可以用于诊断多种心脏疾病,如心律失常(包括窦性心动过速、窦性心动过缓、心房颤动、心房扑动、期前收缩、房室传导阻滞等）、心肌梗死、心室肥厚等。例如，心房颤动的心电图表现为 P 波消失，代之以大小不等、形状各异的 f 波；心肌梗死的心电图上会出现特定的改变，如 ST 段抬高或压低、T 波倒置等。心电图异常可能与睡眠不足、精神紧张、药物作用等因素有关。对于心电图异常的患者，医生会根据具体情况采取一般治疗、药物治疗或手术治疗等方式来治疗。

【点评】

患者除了想了解自己心电图是否正常，也想了解更多的心电图方面的知识。帮助患者分析图形，护士可以借此做更多的健康宣教。

💬 问题 14. 请问我抽完血需要按压多长时间?

【核心知识点】

抽血后按压的时间可以根据年龄、抽血量、穿刺点大小及个人的出血倾向等因素灵活调整。

通常情况下,凝血功能正常的患者,抽血后按压 3 ～ 5 分钟可以达到较好的止血效果。这段时间足够让局部血管收缩,并促进血液凝固,从而有效避免出血。在按压时,应使用适当的力度,既不过大以免造成皮下血肿,也不过小以免影响止血效果。建议使用棉签或干净的棉球覆盖抽血处的皮肤表面和血管壁上的穿刺点进行按压。

对于年轻患者,由于凝血功能相对较好,按压时间可以稍短一些,在 1 ～ 2 分钟。而年龄稍大的患者,由于凝血时间可能较长,需要适当延长按压时间,一般建议按压 3 ～ 5 分钟。

此外,如果抽血量较大,或者患者身体比较虚弱、有出血倾向(如血小板减少症或凝血功能障碍),则需要更长的时间来确保完全止血,按压时间可能需要达到 5 ～ 10 分钟。

请注意,如果在按压一段时间后仍无法止血,或者出现异常情况(如瘀斑、血肿等),应及时咨询医护人员。抽血后,还应注意避免弯曲手臂,要多吃一些富含铁质的食物,以促进身体恢复。

👤【不良示范】

> 3 ～ 5 分钟。

👤【正确示范】

【针对普通患者】凝血功能正常的患者,抽血后按压 3 ～ 5 分钟可以达到较好的止血效果。

【针对知识需求高的患者】凝血功能正常的患者,抽血后按压 3 ～ 5 分钟可以达到较好的止血效果。这段时间足够让局部血管收缩,并促进血液凝固,从而有效避免出血。在按压时,应使用适当的力度,既不过大以免造成皮下血肿，也不过小以免影响止血效果。建议使用棉签或干净的棉球覆盖抽血处的皮肤表面和血管壁上的穿刺点进行按压。

对于年轻患者，由于凝血功能相对较好，按压时间可以稍短一些，在 1～2 分钟。而年龄稍大的患者，由于凝血时间可能较长，需要适当延长按压时间，一般建议按压 3～5 分钟。

此外，如果抽血量较大，或者患者身体比较虚弱、有出血倾向（如血小板减少症或凝血功能障碍），则需要更长的时间来确保完全止血，按压时间可能需要达到 5～10 分钟。

👍【点评】

具体情况具体分析，解答尽可能全面。

💬 问题 15. 护士，我多长时间换一次药？

【核心知识点】

1. 换药的定义与目的

换药，又称更换敷料，是外科常见的操作之一，用于创伤、手术后伤口、感染性伤口、体表溃疡及窦道等。其主要目的是观察伤口情况，清洁伤口，去除异物、渗液或脓液，减少细菌的繁殖和分泌物对局部组织的刺激，预防和控制创面感染，促进伤口愈合。

2. 换药的步骤与操作

（1）检查和评估伤口：仔细检查伤口和创面，评估伤口的愈合情况，查看有无积液、感染等迹象。

（2）去除旧敷料和污染物：轻轻揭去旧敷料，注意避免损伤伤口新生的痂皮。使用生理盐水棉球或碘伏棉球等清洁伤口，去除脓液、分泌物和污染物。

（3）消毒伤口：使用乙醇或碘伏对伤口及周围 3～5cm 的皮肤进行消毒，保持无菌操作。

（4）覆盖新敷料：根据伤口情况选择合适的敷料，如无菌纱布或无菌贴等，覆盖在伤口上，并用胶布固定。

（5）提供健康指导：告知患者保持伤口干燥清洁，避免污染，适当补充营养，促进伤口愈合。

3.换药的频率与时机

根据伤口类型及具体情况决定换药的频率。一般伤口首次换药在24小时内，植皮术后的伤口首次换药在4～5天后。此后，根据伤口情况决定换药频率，一般无明显渗出的伤口可每2～3天换药一次，渗出较多及感染伤口应每天换药一次。

4.换药的注意事项

（1）保持无菌：换药时需要在无菌的换药室内进行，使用经过严格消毒的器械，戴干净的一次性医用手套。

（2）充分引流：对于有积液、积血或积脓的伤口，需要清除脓液、血肿等，留置盐水纱布进行充分引流。

（3）规范操作：在揭开伤口胶布和纱布时，注意避免损伤伤口和周围皮肤。换药完成后，将使用过的物品放置于医用污物袋内处理。

（4）患者配合：告知患者不可自行换药，需要由专业医护人员进行。保持伤口干燥清洁，适当补充营养，促进伤口愈合。

5.伤口护理建议

（1）保持伤口干燥清洁：尽量身处凉爽干净的环境，洗澡时可使用保鲜膜等保护敷料。

（2）适当补充营养：伤口较大、病程较长的患者应以高热量、高蛋白及富含维生素、矿物质和微量元素的食物为主。

（3）结痂不可自行去除：以防影响愈合，导致瘢痕增生。

（4）遵循医嘱：按时换药，定期复查，如有异常情况及时就医。

【不良示范】

隔一天。

【正确示范】

【针对普通患者】清洁伤口 3 天一次，感染伤口根据渗液量调整。

【针对知识需求高的患者】根据您目前的伤口情况，建议隔一天换药一次，需要由专业医护人员进行。保持伤口干燥清洁，适当补充营养，促进伤口愈合。尽量身处凉爽干净的环境，洗澡时可使用保鲜膜等保护敷料。以高热量、高蛋白及富含维生素、矿物质和微量元素的食物为主。

【点评】

具体情况具体分析。

问题 16. 护士，我小孩太小了，你一定要一针见血呀！

【核心知识点】

儿童血管较细，需要更多的耐心和技巧。医护人员会采取适当的技术和方法以确保成功。

【不良示范】

我们会尽力的。

【正确示范】

【针对普通患者】我们理解您的担忧，儿童的静脉确实比成年人更难找。我们会采取一切可能的措施确保一次性成功。

【针对知识需求高的患者】儿童的静脉细小且易移动，我们有专业的技术和经验来应对这种挑战。我们会使用最小的针头，并确保在最短的时间内完成穿刺。

👍【点评】

　　简单的承诺可能不足以消除家长的焦虑，而提供具体的技术和措施可以增强家长的信任。在处理家长对孩子打针的担忧时，护士应详细说明将采取的具体技术和措施，以确保静脉穿刺的成功。这种透明的沟通能够显著减少家长的焦虑，同时展示护士的专业能力和对儿童护理的细心、关注，从而建立起家长的信任。

💬 **问题 17. 我刚生完宝宝，感觉腹部／会阴部好痛。**

【核心知识点】

　　产后腹部和会阴部疼痛可能是子宫收缩引起的生理性疼痛，也可能是伤口感染等病理性原因导致。子宫收缩有助于减少产后出血和促进子宫恢复，一般是正常现象，但如果疼痛剧烈或伴有发热、异味等异常情况，需要警惕感染等问题。

【不良示范】

忍忍就好了。

【正确示范】

　　【针对普通患者】您刚生完宝宝，现在感觉腹部和会阴部疼痛是比较常见的。这有可能是子宫在收缩，它会帮助减少出血，让子宫恢复得更好哦。您先试着放松心情，看看能不能缓解一些。如果疼痛越来越厉害或者有其他不舒服的感觉，一定要及时跟我们说。

　　【针对知识需求高的患者】您刚生完宝宝，出现腹部和会阴部疼痛，这可能是子宫收缩引起的生理性疼痛，这是身体在进行自我修复的一个过程，有助于减少产后出血和促进子宫恢复。不过，如果疼痛非常剧烈，或者伴有发热、恶露有异味等异常情况，那就可能是伤口感染等病理性原因导致的。我们会密切观察您的情况，您自己也要多注意哦。

👍【点评】

回答"忍忍就好了"会让患者觉得护士没有重视她的感受。护士应先解释疼痛可能的原因，让患者了解这可能是正常现象，缓解其焦虑，同时告知患者如果出现异常要及时反馈，体现对患者的关心和负责。

💬 **问题18.我哺乳时乳头疼痛，宝宝吸奶时老是哭，我不想喂奶了。**

【核心知识点】

哺乳时乳头疼痛可能是哺乳姿势不正确、乳头皲裂等原因引起。宝宝吸奶时哭可能与乳头疼痛导致母乳流出不畅、宝宝口腔问题等有关。正确的哺乳姿势和乳头护理很重要。

【不良示范】

那就别喂了。

【正确示范】

【针对普通患者】您别太着急，很多新手妈妈刚开始都会遇到这种情况。乳头疼痛可能是哺乳姿势不太对哦，您可以试着调整一下，让宝宝把乳头和大部分乳晕都含在嘴里。宝宝吸奶哭可能是因为没有吸到足够的奶。您再试试看调整姿势后会不会好一些，如果还是疼得厉害，我们可以给您一些护理乳头的建议。

【针对知识需求高的患者】您出现乳头疼痛和宝宝吸奶哭的情况，可能是哺乳姿势不正确，比如宝宝没有含住足够的乳晕，这样容易导致乳头皲裂引起疼痛，同时也可能影响宝宝吸奶。另外，也要检查一下宝宝口腔是否有问题。您可以尝试不同的哺乳姿势，找到最舒服的那个。如果乳头已经有皲裂，可以涂抹一些安全的药膏来促进愈合。

👍【点评】

回答"那就别喂了"没有帮助患者解决实际问题，反而可能让患者更加困扰。护士应引导患者找到问题的原因并尝试解决，给予专业的建议和指导，增强患者继续哺乳的信心。

💬 问题 19. 产妇说：我晚上总是睡不着，白天又很累，怎么办？或护士，我晚上根本睡不好，宝宝总是哭闹。

【核心知识点】

产后睡眠不好可能是身体尚未恢复、心理压力大、照顾宝宝劳累等原因导致。宝宝哭闹可能是饥饿、尿布湿了、身体不适等原因引起。改善睡眠需要调整生活方式和心态，同时要关注宝宝的需求。

👩‍⚕️【不良示范】

习惯就好了。

👩‍⚕️【正确示范】

【针对普通患者】您晚上睡不好确实很辛苦，很多产妇都会经历这个阶段。宝宝哭闹可能是有需求，比如饿了或者尿布湿了，您可以先检查一下。您自己也可以在白天宝宝睡觉的时候，找时间休息一下。晚上睡觉前，尽量让自己放松，泡个脚或者听听舒缓的音乐，可能会有助于睡眠。

【针对知识需求高的患者】您晚上睡眠不好、白天累，这可能是多方面原因造成的。产后身体还在恢复阶段，加上照顾宝宝的压力，很容易影响睡眠。宝宝哭闹可能是因为饥饿、尿布湿了、身体不舒服等。您可以试着记录一下宝宝哭闹的时间和表现，找出规律。同时，您自己也要注意调整心态，合理安排休息时间。如果睡眠问题持续严重，也可以考虑咨询医生，看看是否需要一些辅助改善睡眠的方法。

> 👍【点评】
>
> 　　回答"习惯就好了"没有提供实质性的帮助。护士应给予患者具体的建议，帮助其分析原因并找到改善睡眠的方法，体现对患者的关心和专业指导。

💬 问题 20. 我产后漏尿了，是不是分娩时损伤了尿道?

【核心知识点】

　　产后漏尿可能是盆底肌松弛、尿道损伤等原因引起。盆底肌在分娩过程中容易受到拉伸和损伤，导致控尿能力下降。需要通过检查评估具体原因，并进行相应的康复训练。

> 🧑【不良示范】
>
> 应该没事的。

> 🧑【正确示范】
>
> 　　【针对普通患者】您别太担心，产后漏尿是比较常见的问题，不一定是尿道损伤哦。很多时候是因为分娩过程中盆底肌受到了拉伸，变得松弛了，所以控尿能力会暂时下降。我们会给您做一些检查，看看具体情况。您平时可以多做一些提肛运动，有助于恢复盆底肌的功能。
>
> 　　【针对知识需求高的患者】您担心产后漏尿是分娩时尿道损伤导致的，这是很正常的想法。其实，产后漏尿的原因比较复杂，除了尿道损伤外，更常见的是盆底肌松弛。在分娩过程中，盆底肌承受了很大的压力，容易出现损伤和松弛。我们会通过详细的检查，比如盆底肌功能评估、尿道检查等，来确定具体原因。如果是盆底肌松弛，可以通过盆底肌康复训练、生物反馈治疗等方法来改善。

👍【点评】

回答"应该没事的"不能消除患者的疑虑。护士应解释产后漏尿的常见原因，让患者了解相关知识，并告知会进行检查和给出相应的建议，让患者感到安心。

💬 问题 21. 我很怕疼，顺产／抽血会不会很疼啊？

【核心知识点】

顺产疼痛是分娩过程中的正常生理反应，但可以通过一些方法缓解，如分娩镇痛等。抽血的疼痛相对较轻，且短暂。了解相关知识和放松心态有助于减轻对疼痛的恐惧。

【不良示范】

疼也得忍着。

【正确示范】

【针对普通患者】您别太害怕哦，顺产的疼痛是很多产妇都会经历的，不过现在有很多方法可以帮助您缓解疼痛呢，比如分娩镇痛，能让您在分娩过程中感觉没那么疼。抽血的话，疼痛是比较轻微的，一下子就过去了。您要放松心情，越紧张可能会越觉得疼哦。

【针对知识需求高的患者】您对疼痛的担心是很正常的。顺产的疼痛是由于子宫收缩和胎儿通过产道引起的，是分娩过程中的正常生理反应。不过现在医学很发达，有很多缓解疼痛的方法，比如分娩镇痛可以有效减轻疼痛程度，让您能更顺利地分娩。抽血的疼痛主要是针刺入皮肤时的感觉，相对来说比较轻微而且短暂。您可以通过深呼吸、转移注意力等方法来缓解对疼痛的恐惧。

> 👍 **【点评】**
>
> 　　回答"疼也得忍着"没有给予患者心理上的支持和安慰。护士应向患者介绍缓解疼痛的方法，帮助患者减轻对疼痛的恐惧，让患者更配合治疗和护理。

💬 **问题 22. 护士，我产后什么时候来复查啊？都要查些什么？要空腹吗？**

【核心知识点】

　　产后复查的时间一般在产后 42 天左右。复查项目包括妇科检查、盆底肌功能评估、血常规、尿常规等，部分检查可能需要空腹。

> 👩‍⚕️ **【不良示范】**
>
> 到时候医生会告诉你的。

> 👩‍⚕️ **【正确示范】**
>
> 　　【针对普通患者】一般来说，产后 42 天左右需要来复查哦。复查的项目有很多，像妇科检查，看看子宫、阴道等恢复得怎么样；还有盆底肌功能评估，了解盆底肌有没有松弛。另外，可能还会查血常规、尿常规等。血常规和尿常规一般不需要空腹，但如果要查肝功能等项目，就需要空腹啦。您到时候按照医生的安排来就好。
>
> 　　【针对知识需求高的患者】产后复查通常在产后 42 天左右进行。这个时候我们会进行全面的检查，评估您身体的恢复情况。妇科检查是必不可少的，包括检查子宫的大小、位置、形态，以及阴道、宫颈的恢复情况；盆底肌功能评估可以帮助我们了解您盆底肌的功能状态，因为分娩可能会对盆底肌造成一定的损伤。此外，还会进行血常规、尿常规检查，看是否有贫血、感染等情况。一般血常规和尿常规不需要空腹，但如果涉及肝功能、血糖等检查项目，就需要空腹抽血了。您提前了解一下，到时候做好准备。

👍【点评】

回答"到时候医生会告诉你的"没有满足患者当下想要了解信息的需求。护士应详细告知患者复查的时间、项目和注意事项，让患者心中有数，更好地配合复查。

💬 问题 23. 护士，拍片会不会有辐射呀？会致癌吗？

【核心知识点】

X 线检查使用的是电离辐射，确实存在一定的致癌风险，但这种风险与辐射剂量成正比，且在医学检查中使用的剂量非常低。常规 X 线检查的辐射剂量远低于安全阈值，例如胸透一次接受的辐射量约 1.1mSv，四肢 X 线检查接受的辐射量为 0.01mSv。因此，偶尔进行 X 线检查的致癌风险可以忽略不计。

👩‍⚕️【不良示范】

一点点辐射是没关系的。

👨‍⚕️【正确示范】

【针对普通患者】我理解您的担忧。X 线检查确实有轻微的辐射，但是剂量非常小，对健康的影响可以忽略不计。我们会采取必要的防护措施，确保您的安全。

【针对知识需求高的患者】我理解您的担忧。X 线检查使用的是电离辐射，存在一定的致癌风险，但这种风险与辐射剂量成正比。在医学检查中，我们使用的剂量非常低，例如胸透一次接受的辐射量约 1.1mSv，四肢 X 线检查接受的辐射量为 0.01mSv。我们会采取屏蔽防护、距离防护和时间防护等措施，以减少散射线的辐射，确保检查的安全性。

👍【点评】

　　简单的安慰可能不足以消除患者的担忧，而提供具体的辐射量数据和防护措施可以增强患者的安全感。在回答患者关于 X 线检查辐射的担忧时，护士应提供具体的辐射剂量信息和医院采取的防护措施。这种详细的解释有助于消除患者的恐惧，同时展示护士对患者安全的重视和专业知识的应用。

💬 问题 24. 护士，我剖宫产的伤口有点疼，还有点发红，会不会感染了？

【核心知识点】

　　剖宫产伤口在恢复过程中可能会出现疼痛和轻微发红，这可能是正常的愈合反应，但如果伴有发热、渗液、异味等症状，则可能是感染的表现。

👨‍⚕️【不良示范】

不会感染的。

🧑‍⚕️【正确示范】

　　【针对普通患者】您别太担心，剖宫产伤口在恢复的时候，有时候会有点疼和发红，这可能是正常的愈合过程。不过我们还是会仔细检查一下，看看有没有其他异常的情况。您要注意保持伤口的清洁干燥，避免摩擦。如果疼痛加重或者出现了发热、渗液等情况，一定要及时告诉我们。

　　【针对知识需求高的患者】您对伤口的情况很关注，这是对的。剖宫产伤口在愈合过程中，可能会因为组织修复等原因出现疼痛和轻微发红，这一般是正常的生理反应。但如果伤口出现了发热、渗液、有异味，或者疼痛越来越严重，那就可能是感染了。我们会对伤口进行详细的检查，包括观察伤口的外观、有无分泌物等，还可能会做一些相关的检查来确定是否感染。您自己也要多注意伤口的护理，保持清洁干燥。

👍【点评】

回答"不会感染的"过于绝对，不能消除患者的担忧。护士应先解释伤口疼痛和发红可能的原因，再告知患者如何观察和注意事项，让患者安心并能及时发现异常。

💬 问题 25. 护士，我如何做才能加快伤口的愈合速度？

【核心知识点】

1. 彻底处理伤口，按时换药

彻底清理伤口，去除污物和坏死组织，并进行严格的消毒清创。对于较大的伤口或复杂的伤口，应及时就医治疗，以便得到专业的处理和缝合。

2. 预防感染

保持伤口及其周围区域的清洁卫生，避免用手直接接触伤口，以减少细菌感染的风险。同时，避免伤口过早接触水源，以免引起感染。如果伤口出现红肿、疼痛、发热、脓液等感染迹象，需要及时就医。

3. 合理饮食

均衡的饮食对伤口愈合至关重要。多摄入富含蛋白质的食物如鸡蛋、牛奶、鱼肉、鸡肉等，以及富含维生素和矿物质的蔬菜水果如菠菜、芹菜、猕猴桃、西红柿等。这些食物有助于补充身体所需的营养，促进伤口愈合。同时，避免摄入过多的油腻、辛辣、重口味的食物。

4. 合理休息与运动

保持充足的睡眠和适当的休息，有助于减轻身体疲劳，提升免疫功能，从而加快伤口愈合。同时，适当的运动也有助于促进血液循环，但应避免过度劳累和剧烈运动，以免对伤口造成额外的压力或刺激。

5. 正确使用药物

在医生的指导下，正确使用抗生素类、活血化瘀类、生肌类等药物，以预防伤口感染和促进伤口愈合。避免自行使用不明来源的药物或保健品。涂抹药物时，应确保药物均匀覆盖伤口，并按照医生指示的频次进行更换。

6.穿着宽松衣物

穿着宽松柔软的衣物，避免衣物过紧对伤口部位造成摩擦，有助于促进伤口愈合。

7.保持心态平稳

保持心态平稳，避免过度焦虑和紧张，有助于缩短恢复时间。

请注意，每个人的身体状况和愈合能力都不同，因此最好有医生或专业医疗人员的指导。

【不良示范】

根据医嘱换药，别沾水。

【正确示范】

【针对普通患者】按时换药，保持伤口及其周围区域的清洁卫生，科学搭配营养均衡的饮食，保持充足的睡眠和适当的休息。

【针对知识需求高的患者】按时换药，保持伤口及其周围区域的清洁卫生，科学搭配营养均衡的饮食，多摄入富含蛋白质的食物如鸡蛋、牛奶、鱼肉、鸡肉等，以及富含维生素和矿物质的蔬菜水果如菠菜、芹菜、猕猴桃、西红柿等，保持充足的睡眠和适当的休息，有助于减轻身体疲劳，提升免疫功能，从而加快伤口愈合。同时，适当的运动有助于促进血液循环，但应避免过度劳累和剧烈运动，以免对伤口造成额外的压力或刺激。穿着宽松衣物，保持心态平稳。

【点评】

在沟通过程中融入健康宣教和心理护理很重要。

💬 问题 26. 护士，胃管多久更换？在家使用注意事项有哪些？

【核心知识点】

（一）胃管更换的核心知识

1. 更换时间

不同类型的胃管更换时间不同。普通胃管一般建议每 1～2 周更换一次，而硅胶胃管由于其材质较好，每 1 个月至少更换一次。若胃管出现堵塞、脱出或自行拔出等情况，应立即更换。

2. 更换步骤

（1）准备物品：包括新的胃管、手套、消毒液、胶布等。

（2）确认深度：在更换前，需要确认胃管是否插入到需要更换的位置。

（3）清洁：清洁患者鼻孔和面部，以及即将更换的胃管，确保插入部位清洁干燥，避免细菌或其他污染物进入患者体内。

（4）拔出旧管：轻轻拉出旧的胃管。

（5）插入新管：将新的胃管插入到适当的位置，这可能需要患者的配合或使用特殊的技巧。

（6）固定：使用胶布或其他固定装置将胃管固定在患者的鼻翼和面颊部，避免胃管移动或脱落。

（7）记录：更换完成后，及时记录更换的时间、胃管的长度和其他相关信息。

3. 注意事项

（1）动作轻柔：插胃管时保持动作轻柔，尤其是在喉部的狭窄处，避免动作过度剧烈，以免引起黏膜损伤。

（2）观察症状：在插胃管时，若患者有明显的呕吐或呼吸困难等情况，应及时停止。

（3）定期检查：胃管在使用期间需要定期检查，判断是否有破裂或堵塞等异常情况。

（4）保持通畅：使用胃管后，需要用温水对管内进行冲洗，预防食物残渣堵塞。

（5）避免牵拉：在更换衣物、擦拭脸部或进行其他日常护理时，避免牵拉或压迫到胃管，以免导致胃管移位或脱出。

（6）并发症预防：胃管使用可能导致食管反流等并发症，应注意牢固粘贴，防止误吸。

以上即为胃管更换的核心知识，掌握这些知识，可以确保胃管使用的安全性和有效性。

（二）胃管居家使用注意事项

1. 日常护理

妥善固定胃管，使用胶带将胃管固定在适当位置，防止打折和脱出。对于意识不清或躁动不合作的患者，必要时可对双手做适当的约束保护。成年人插入长度 45～55cm，若怀疑胃管脱出，应及时通知医护人员。每日用棉棒沾温水清洁鼻腔，长期鼻饲者可用液状石蜡或麻油涂抹鼻腔 1～2 次，防止鼻黏膜干燥、糜烂。定期更换胶带，注意勿贴于同一部位，避免长期受压形成压力性损伤。保持口腔清洁，每日清洁口腔。

2. 鼻饲液配置

保障鼻饲液营养充足，水电解质及能量均衡，充分补充维生素和矿物质。食物需要精细加工，用榨汁机或破壁机将食物彻底粉碎并调制成稀糊状。能量补充以低脂肪高蛋白食物为主，包括鸡蛋、牛奶、鱼汤等，避免油腻。维生素补充主要以蔬菜和水果为主。对可能存在渣滓的食物，用纱布过滤后再经鼻胃管注入。配置鼻饲液过程中应防止污染，每天配置当日量，置于 4℃冰箱内保存，食物及容器应每天煮沸消毒后使用。鼻饲液温度以 37～42℃最为适宜。

3. 鼻饲操作

鼻饲前应清洗双手，准备好用物，保持呼吸道通畅。回抽胃内容物检查胃潴留量，确定胃管在胃内且没有腹胀、胃潴留症状后再行鼻饲。如果回抽还有几小时以前的食物，应间隔一次不喂或减少鼻饲量。鼻饲前需要用温开水试喂，无不良反应再喂鼻饲液。鼻饲时应取半卧位，保持头高位 30°～40°，能有效防止反流。每次鼻饲量控制在 200～300ml，不能超过 400ml，通常每隔 3 小时左右鼻饲一次。每次鼻饲前后用温开水冲管，温水量也要计入总入量中。鼻饲后用温开水冲净鼻饲管，避免食物残渣粘在管上导致鼻胃管堵塞。

4. 预防并发症

预防鼻饲并发症如腹泻、肠道感染、便秘、胃潴留等，需要动态观察患

临床护患沟通技巧指导手册

者情况，降低并发症发生率。如有异常情况，及时与医护人员联系并处理。长期卧床的患者，鼻饲物质比较精细，缺乏膳食纤维，容易发生便秘。每次鼻饲后30分钟顺时针按摩腹部，按压至左下腹时稍用力，可适当多按一会儿。也可请医生开具乳果糖等促进胃肠蠕动和排便的药物，提前预防便秘。

5. 其他注意事项

胃管一旦脱出，切勿自行插入，保持冷静，及时就医。按照说明书的时间更换胃管，普通橡胶胃管一般每周更换，硅胶胃管一般每月更换，到期后及时到医院进行更换。翻身活动、更换衣物时避免管道牵拉、打折或滑脱。

【不良示范】

1个月，保持通畅。

【正确示范】

【针对普通患者】至少1个月更换一次。若胃管出现堵塞、脱出或自行拔出等情况，应立即更换，妥善固定胃管，防止打折和脱出。对于意识不清或躁动不合作的患者，必要时可对双手做适当的约束保护。成年人插入长度45～55cm，若怀疑胃管脱出，应及时通知医护人员。每日用棉棒沾温水清洁鼻腔，长期鼻饲者可用液状石蜡或麻油涂抹鼻腔1～2次，防止鼻黏膜干燥、糜烂。定期更换胶带，注意勿贴于同一部位，避免长期受压形成压力性损伤。保持口腔清洁，每日清洁口腔。

【针对知识需求高的患者】不同类型的胃管更换时间不同。普通胃管一般建议每1～2周更换一次，而硅胶胃管由于其材质较好，可以延长时间，但至少1个月更换一次。若胃管出现堵塞、脱出或自行拔出等情况，应立即更换。

妥善固定胃管，使用胶带将胃管固定在适当位置，防止打折和脱出。对于意识不清或躁动不合作的患者，必要时可对双手做适当的约束保护。成年人插入长度45～55cm，若怀疑胃管脱出，应及时通知医护人员。每日用棉棒沾温水清洁鼻腔，长期鼻饲者可用液状石蜡或麻油涂抹鼻腔1～2次，防止鼻黏膜干燥、糜烂。定期更换胶带，注意勿贴于同一部位，避免长期受压形成压力性损伤。保持口腔清洁，每日清洁口腔。

鼻饲前需要用温开水试喂，无不良反应再喂鼻饲液。鼻饲时应取半卧位，保持头高位 30°～40°，能有效防止反流。每次鼻饲量控制在 200～300ml，不能超过 400ml，通常每隔 3 小时左右鼻饲一次。每次鼻饲前后用温开水冲管，温水量也要计入总入量中。鼻饲后用温开水冲净鼻饲管，避免食物残渣粘在管上导致鼻胃管堵塞。胃管一旦脱出，切勿自行插入，保持冷静，及时就医。翻身活动、更换衣物时避免管道牵拉、打折或滑脱。

👍 【点评】

告知到位可消除安全隐患。

💬 **问题 27. 护士，我打了这个针后感觉恶心想吐，怎么办呢？**

【核心知识点】

输液反应可能包括恶心、呕吐等，需要及时处理。恶心和呕吐是药物的常见副作用，特别是一些抗生素和抗癌药物。这些反应可能由药物直接刺激胃肠道或通过中枢神经系统产生。

【不良示范】

这是正常的副作用。

【正确示范】

【针对普通患者】我理解您的感受。感到恶心是一些药物的常见副作用。我可以帮您调整床位让您感觉更舒服，并且通知医生，看是否需要调整药物或提供一些止吐药。

【针对知识需求高的患者】我理解您的感受。恶心和呕吐可能是由于药物刺激了您的胃肠道或其作用于中枢神经系统。这是一些药物特别是抗生素和化疗药物的常见副作用。我会通知医生，根据您的情况可能会调整治疗方案或给予止吐药物以减轻您的不适。

👍【点评】

仅仅告知"正常副作用"不足以缓解患者的不适感，提供具体的解决方案和关注可以增强患者的安全感。护士通过表达对患者不适的理解和同情，并提供具体的解决方案（如调整床位和通知医生调整药物），展现了对患者个体经历的关注和专业的护理措施。这种细致的沟通有助于增强患者的安全感，并促进患者对治疗过程的接受和合作。

💬 问题 28. 护士，尿管多久更换？在家如何护理？

【核心知识点】

（一）尿管更换核心知识

1. 尿管更换的必要性

尿管长期留置后，会增加与导尿相关的感染风险，引起细菌或真菌的生长繁殖。因此，对于长期留置尿管的患者，需要加强尿管的护理，并定期更换尿管和引流装置，包括每天更换引流袋，保持尿管周围的清洁。

2. 尿管更换的时间

尿管更换的时间需要根据患者情况和尿管材质来确定。一般来说，乳胶导尿管在人体内留置不超过 7 天，硅胶导尿管在人体内留置不超过 30 天。但如患者尿液中含有大量脓液或血液，更换时间可能需要缩短。长期留置尿管的患者，建议每 2 ～ 4 周更换一次尿管。如果护理措施到位且尿液引流未呈现感染情况，可以延长至 4 周更换。

3. 尿管处理

在拔出旧尿管时，需要轻柔缓慢，避免过度用力或快速拔出，以减少患者的疼痛和尿道损伤。在插入新尿管时，同样需要轻柔缓慢，并确保尿管正确固定在膀胱内。同时，要观察尿管的通畅性，如果出现堵塞，需要及时检查并调整尿管位置。

4. 患者护理

更换尿管后，需要对患者进行必要的观察和护理。医护人员需要告知患者注意事项，如保护伤口、避免伤口接触水和污染物、勤换洗内裤等。同时，要鼓励患者多饮水，以预防泌尿系统感染。

5. 特殊情况处理

对于一些特殊情况，如前列腺术后、外伤性尿道断裂等，需要持续冲洗尿管，并注意冲洗速度，以避免创面大出血或引流不畅。如果出现血块或组织碎片阻塞管道，需要及时处理，以确保尿管的通畅性。

以上是尿管更换的核心知识点，正确的尿管更换和护理可以有效减少并发症的发生，提高患者的舒适度和生活质量。

（二）尿管居家护理

1. 保持尿管通畅

确保尿管未被折叠、弯曲或堵塞，保持引流位置正确，引流管和集尿袋不能高于膀胱的位置，避免尿液逆流引起泌尿系统感染。集尿袋应低于膀胱水平面，但不要放在地上，尿液不要超过集尿袋的3/4。注意及时排空集尿袋，在打开出口时，最好用外消毒液进行消毒，保持集尿袋的清洁。如发现有异味，尿管有沉淀、絮状物、结晶时，应及时就医处理。

2. 保持尿道口及尿管清洁

用清水或生理盐水对尿道口区域及外露的尿管表面进行清洁，每日2次。保持导尿管和引流管连接处完全密闭，减少尿路感染的机会。每次大便后，应对尿道口及会阴部进行清洁消毒。

3. 饮食与饮水

患者应进食清淡易消化且富于营养的食物，如瘦肉、鱼、牛奶、豆制品及新鲜绿叶蔬菜等。在无禁忌的情况下，可选用香蕉、梨、西瓜等水果，同时忌食辛辣、刺激性食物，防止便秘。鼓励患者多饮水，每日饮水量保持在1500～2000ml，病情允许时可适当增加至2000～2500ml，以达到生理性冲洗膀胱的目的，也可防止便秘、泌尿系结石的形成。

4. 尿管固定与活动

尿管应妥善固定，避免在活动时牵拉尿管，导致尿道损伤或尿管脱出。

离床活动时，尿管和集尿袋应固定好，搬运患者时注意夹闭尿管，以防尿液逆流，搬运后及时打开尿管。卧床患者，可将尿袋用别针别在床旁的床单上；能起床活动的患者，可将尿袋别于其裤腿上。

5. 定期更换尿管与集尿袋

根据尿管的材质按时更换尿管，气囊导尿管一般每月更换一次。集尿袋宜每周更换 1～2 次。长期留置导尿管的患者，在留置尿管 10 天以上，尿液有浑浊、结晶现象时，每周更换 2 次尿袋。更换前应洗手，接口处外消毒后进行更换。

6. 观察与记录

注意观察尿液的颜色、量和性状，如有异常，如发热、尿道疼痛、尿液混浊、血尿等，应及时就医。同时，记录患者的饮水量和排尿量，以便医生评估患者的病情变化。

7. 心理护理

长期留置尿管的患者可能会产生自卑、焦虑等不良情绪，家属应给予关心和支持，帮助患者树立战胜疾病的信心。

【不良示范】

每月 1 次，在家多饮水。

【正确示范】

【针对普通患者】硅胶导尿管在人体内留置不超过 30 天。但如患者尿液中含有大量脓液或血液，更换时间可能需要缩短。长期留置尿管的患者，建议每 2～4 周更换一次尿管，但如果护理措施到位且尿液引流未呈现感染情况，可以延长至 4 周更换。在家保持尿管通畅，多饮水，做好清洁和固定。

【针对知识需求高的患者】尿管长期留置后，会增加与导尿相关的感染风险，引起细菌或真菌的生长繁殖，乳胶导尿管在人体内留置不超过 7 天，硅胶导尿管在人体内留置不超过 30 天。但如患者尿液中含有大量脓液或血液，更换时间可能需要缩短。长期留置尿管的患者，建议每 2～4 周更换一次尿管，如果护理措施到位且尿液引流未呈现感染情况，可以延长至 4 周更换。

确保尿管未被折叠、弯曲或堵塞，保持引流位置正确，引流管和集尿袋不能高于膀胱的位置，避免尿液逆流引起泌尿系统感染。集尿袋应低于膀胱水平面，但不要放在地上，尿液不要超过集尿袋的 3/4。注意及时排空集尿袋。每日饮水量保持在 1500～2000ml，病情允许时可适当增加至 2000～2500ml，以达到生理性冲洗膀胱的目的，也可防止便秘、泌尿系结石的形成。尿管应妥善固定，避免在活动时牵拉尿管，导致尿道损伤或尿管脱出。离床活动时，尿管及集尿袋应固定好，搬运患者时注意夹闭尿管，以防尿液逆流，搬运后及时打开尿管。

👍【点评】

针对不同病情，具体分类告知患者。

问题 29. 护士，为什么我的孩子白天不怎么咳嗽，一到夜里却咳嗽厉害了呢？

【核心知识点】

夜间咳嗽加剧可能与体位有关，平躺时分泌物更容易在气管中积聚。此外，夜间空气温度和湿度的变化也可能影响呼吸道症状。

【不良示范】

这很正常。

【正确示范】

【针对普通患者】我理解您的担忧。夜间咳嗽可能与体位、环境因素有关。我们可以调整孩子的睡姿，比如使用枕头让头部稍微抬高，这样有助于减轻咳嗽。同时保持室内空气湿润，看看是否有所改善。

【针对知识需求高的患者】我理解您的担忧。夜间咳嗽的加剧可能与多种因素有关，包括体位和环境因素。平躺时，分泌物更易在气管中积聚，而夜间的低温和干燥空气也可能刺激呼吸道。建议您在孩子的床头放置一个加湿器，并尝试调整睡姿，如用枕头抬高头部，这些措施可能有助于缓解咳嗽。我们会观察孩子的呼吸模式，并在需要时调整治疗方案。

👍 【点评】

简单的安慰可能无法满足家长对专业知识的需求。护士通过提供具体的护理措施（如调整睡姿和保持室内湿润）和解释夜间咳嗽加剧的可能原因，展现了对儿童症状的深入理解和个性化的护理方案。这种细致的沟通有助于增强家长的信任，并促进家长在家庭护理中的积极参与。

💬 问题 30. ICU 患者问：我尿急，为什么不让上厕所？（有尿管）

【核心知识点】

尿管的使用是为了监测尿量和避免患者移动导致的并发症。在 ICU 中，尿管可以帮助医护人员监测患者的尿量和尿质，同时减少患者移动，降低感染风险。

【不良示范】

你不能去，必须用尿管。

【正确示范】

【针对普通患者】留置尿管是为了监测您的尿量和避免移动时的不便。如果您感到不适，我们可以调整尿管的位置或提供一些缓解措施。

【针对知识需求高的患者】我理解您的不适。尿管的使用是为了监测尿量和避免您移动时的不适，特别是在 ICU 环境中，我们需要密切监测您的状况。尿急感可能是因为尿管刺激膀胱。我们会检查尿管是否有堵塞或位置不当，并采取相应措施。

👍【点评】

简单的禁止可能会增加患者的焦虑，而解释留置尿管的必要性和提供缓解措施可以增强患者的合作。在解释为何患者不能自行上厕所时，护士应详细阐述尿管的重要性和必要性，同时提供可能的缓解措施以减轻患者的不适。这种沟通方式有助于患者理解使用尿管的必要性，同时感受到护士对其舒适度的关心，从而增强患者的合作意愿。

💬 问题 31.ICU 患者问：我没做错什么，为什么要绑我？

【核心知识点】

在 ICU 中，为了保护患者安全，有时需要使用身体约束（如绑带），尤其是在患者意识不清或有拔管风险时。身体约束的使用是为了防止患者无意中移除生命支持设备（如气管插管、静脉导管等），并减少患者因意识不清而可能造成的伤害。

【不良示范】

这是医院的规定。

【正确示范】

　　【针对普通患者】我理解您可能感到不舒服。我们使用身体约束是为了确保您的安全，防止您无意中移除重要的医疗设备。我们会尽量减少约束的使用，并定期评估您的状况，看是否可以解除约束。

　　【针对知识需求高的患者】我理解您可能感到不舒服。在 ICU 中，身体约束有时是必要的，尤其是在意识不清或有拔管风险时。约束的使用是为了防止患者无意中移除生命支持设备（如气管插管、静脉导管等），并减少患者因意识不清而可能造成的伤害。我们会密切监测您的状况，并尽量减少约束的使用。

【点评】

　　简单地拿规定来说明可能不足以获得患者的理解，而解释措施的必要性和探讨替代方案可以增强患者的合作意愿。在解释为何需要使用身体约束时，护士应详细说明其必要性，特别是对于意识不清或有拔管风险的患者。同时，探讨可能的替代方案和减少约束使用的方法，可以增强患者的合作意愿，同时展示护士对患者尊严和安全的重视。

问题 32. 下肢深静脉血栓患者行下肢静脉滤器置入手术后，患者问不是做了手术吗？为什么还不让下床？多久可以下床？

【核心知识点】

　　下肢静脉滤器置入手术后，患者需要一段时间的卧床休息，以减少滤器移位和血栓脱落的风险。下床活动的时间取决于多种因素，包括患者的整体状况、手术效果和医生的评估。通常，医生会根据患者的恢复情况制订个性化的康复计划。

【不良示范】

　　你还不能下床，再等等。

【正确示范】

【针对普通患者】我理解您想要尽快恢复活动。手术后需要一段时间的卧床休息，以确保滤器稳定并减少并发症的风险。我们会根据您的恢复情况，逐步帮助您开始活动

【针对知识需求高的患者】我理解您想要尽快恢复活动。下肢静脉滤器置入手术后，需要一段时间的卧床休息，以减少滤器移位和血栓脱落的风险。下床活动的时间取决于多种因素，包括您的整体状况、手术效果和医生的评估。我们会根据您的恢复情况，逐步帮助您开始活动，并制订个性化的康复计划。

【点评】

简单的等待指令可能不足以解释患者的需求，而提供具体的恢复时间和原因可以增强患者的理解。护士在回答患者关于何时可以下床的问题时，应提供具体的恢复时间和原因，以及医生制订个性化康复计划的过程。这种沟通有助于患者理解术后恢复的重要性，同时感受到护士对其康复进程的关注和支持。

问题 33. 静脉曲张手术要求患者术后长期穿戴医用弹力袜。患者问：护士，我手术都做了，为什么还要长期穿弹力袜？这个弹力袜需要穿多久？

【核心知识点】

静脉曲张手术后穿戴医用弹力袜是为了提供持续的压力，促进静脉血液回流，减少术后肿胀和疼痛，预防静脉曲张复发。穿戴弹力袜的时间因个体差异而异，通常医生会建议至少穿戴数周至数月，有些情况下可能需要长期穿戴。

【不良示范】

这是医生的要求。

【正确示范】

【针对普通患者】我理解您可能觉得穿戴弹力袜不方便。弹力袜有助于促进静脉血液回流，减少术后肿胀和疼痛，预防静脉曲张复发。我们会根据您的恢复情况，指导您穿戴弹力袜的时间。

【针对知识需求高的患者】我理解您可能觉得穿戴弹力袜不方便。医用弹力袜可提供持续的压力，以促进静脉血液回流，减少术后肿胀和疼痛，预防静脉曲张复发。穿戴弹力袜的时间因个体差异而异，通常医生会建议至少穿戴数周至数月，有些情况下可能需要长期穿戴。我们会根据您的恢复情况，指导您穿戴弹力袜的时间。

【点评】

简单的回复遵循医嘱可能不足以满足患者的需求，而提供具体的护理目的和恢复指导可以增强患者的合作意愿。在解释为何患者需要长期穿戴医用弹力袜时，护士应提供具体的护理目的和恢复指导，包括弹力袜如何促进静脉血液回流和预防静脉曲张复发。这种详细的沟通有助于患者理解医嘱的重要性，同时增强患者对护理工作的合作意愿和信任。

问题34. 产后门诊复查，患者问：我可以让家人陪我一起检查吗？

【核心知识点】

一般情况下，产后门诊复查时，有些检查项目涉及隐私，不宜让家人陪同；但有些检查有家人陪同可能会更方便患者。需要根据具体检查项目和医院规定来决定。

【不良示范】

不行。

👩‍⚕️【正确示范】

【针对普通患者】您想让家人陪您一起检查呀，这很正常呢。有些检查项目家人陪同可能会让您感觉更安心。不过呢，有些检查可能会涉及您的隐私，像妇科检查之类的，就不方便陪同。我们会根据具体的检查项目来看，如果不涉及隐私问题，家人是可以陪同的。您放心，我们会尽量安排得让您满意。

【针对知识需求高的患者】关于家人陪同检查的问题，不同的检查项目有不同的规定哦。有些检查，比如常规的身体检查、超声检查等，家人陪同是没有问题的，还能给您一些支持和帮助。但像一些涉及隐私部位的检查，可能就不太方便家人在场了。我们医院有相关的规定，也是为了保护患者的隐私。您可以先跟我说说您具体要做哪些检查，我们再看看家人能不能陪同。

👍【点评】

直接回答"不行"会让患者感到不舒服。护士应解释清楚不同检查项目的情况，让患者理解并根据实际情况作出安排，体现人性化服务。

💬 **问题 35. 产妇: 我的宝宝总是吸不到奶, 我感觉自己奶水也不够。**

【核心知识点】

母乳喂养初期可能会遇到各种问题，包括宝宝吸奶困难和产妇奶水不足等，需要正确的指导和支持。

👩‍⚕️【不良示范】

那你多喝点汤水，奶水就有了。

【正确示范】

【针对普通产妇】别太担心，母乳喂养初期确实会遇到一些困难。您可以尝试调整喂奶的姿势和宝宝的吸吮方式，看看是否有所帮助。同时，保持充足的休息和饮食均衡也很重要。我们会为您提供相关的指导和支持。

【针对知识需求高的产妇】您提到的宝宝吸奶困难和奶水不足的问题，可能与多种因素有关，包括喂奶姿势、宝宝的吸吮技巧、您的饮食和休息等。我们可以一起检查并调整喂奶姿势，确保宝宝能够有效地吸吮。同时，建议您保持饮食均衡，多摄入富含蛋白质和水分的食物，以及保持充足的睡眠和休息。如果问题持续存在，我们还可以考虑其他辅助措施，如使用吸奶器或寻求专业的母乳喂养咨询。

【点评】

回答"那你多喝点汤水，奶水就有了"虽然给出了一个常见的建议，但缺乏全面性和针对性。而正确示范则提供了更为详细的指导和支持，包括调整喂奶姿势、检查宝宝的吸吮技巧、保持饮食均衡和充足休息等方面。对于知识需求高的产妇，还进一步解释了可能的原因和多种处理措施，有助于产妇更好地理解和应对母乳喂养初期遇到的问题。

问题 36. 护士，我生完孩子已经两周了，但是肚子还是很大，像没生一样，这正常吗？

【核心知识点】

产后肚子大小的变化受多种因素影响，包括孕期体重增长、胎儿大小、分娩方式及是否存在腹直肌分离等。产后身体恢复需要一定时间，且因人而异。合理的饮食和锻炼有助于促进身体恢复。

【不良示范】

正常的，不用担心。

【正确示范】

【针对普通产妇】您提到的肚子仍然很大这个问题，其实很多新手妈妈在产后都会遇到这种情况。这是因为孕期体重增长和胎儿大小等因素导致的。产后肚子恢复需要一定的时间，所以您不用担心。不过，也有可能是腹直肌分离造成的，如果您感觉肚子一直很鼓，可以去检查一下。另外，您可以尝试一些简单的产后恢复锻炼，比如散步、瑜伽等，有助于促进身体恢复。

【针对知识需求高的产妇】您提到的肚子仍然很大，可能涉及多种因素，包括孕期体重增长、胎儿大小、分娩方式，以及产后是否存在腹直肌分离等。这些因素都可能影响产后的肚子大小。一般来说，产后身体恢复需要一定的时间，而且每个人的恢复速度都不同。您可以根据自己的身体状况和恢复情况，结合合理的饮食和锻炼计划，来促进身体恢复。另外，如果感觉肚子一直很鼓，可以考虑是否是由于腹直肌分离造成的，这时可能需要进一步的检查和治疗。同时，也要注意保持良好的心态和情绪状态，这对身体恢复也非常重要。

【点评】

回答"正常的，不用担心"虽然可以安抚产妇的情绪，但缺乏具体的解释和建议，难以让产妇对产后身体恢复有更深入的了解。而正确示范则分别针对普通产妇和知识需求高的产妇，给出了详细的解释和建议。对于普通产妇，重点解释了产后肚子大的常见原因和可能的锻炼方法；对于知识需求高的产妇，则更深入地探讨了产后肚子大小变化的因素和如何制订合理的恢复计划。这样的回答既体现了护士的专业性，也体现了对产妇个体差异的尊重和理解。

💬 **问题 37. 我觉得我的奶量不够，孩子老哭，不肯睡觉。**

【核心知识点】

奶量不足是许多新手妈妈都会遇到的问题。产妇可以通过增加哺乳次数、保持良好的营养和休息状况、使用吸奶器等方法来促进乳汁分泌。同时，也可以考虑适量添加配方奶以满足婴儿的营养需求。

【不良示范】

那就多喂几次吧，或者加点奶粉。

【正确示范】

【针对普通产妇】我理解您现在的困扰。您可以尝试增加哺乳次数来刺激乳汁分泌。同时也要注意保持良好的营养和休息状况，这对乳汁分泌也有很大的影响。如果仍然无法满足宝宝的需求，可以考虑适量添加配方奶来补充。

【针对知识需求高的产妇】奶量不足可能与多种因素有关，如哺乳次数不足、营养状况不佳、休息不足等。您可以尝试增加哺乳次数、保持良好的营养和休息状况及使用吸奶器等方法来促进乳汁分泌。同时也要注意观察宝宝的反应和身体状况，以确保宝宝获得足够的营养。如果仍然无法满足宝宝的需求，可以考虑适量添加配方奶来补充。在选择配方奶时，也要注意选择适合宝宝年龄和身体状况的产品，并按照说明书上的喂养方法正确喂养。

【点评】

回答"那就多喂几次吧，或者加点奶粉"虽然简洁明了，但缺乏具体的建议和指导，容易让产妇感到不够专业。而正确示范则根据产妇的知识需求程度，分别给出了详细的建议和指导，既解答了产妇的疑虑，又提供了实用的解决方法。同时，也体现了医护人员对产妇的关心和尊重。

问题 38. 护士，我最近心情特别不好，总是想哭，觉得自己照顾不好宝宝。

【核心知识点】

产后情绪变化是常见的，包括产后抑郁和焦虑等，需要及时给予关注和支持。

【不良示范】

这很正常，产妇都这样，过阵子就好了。

【正确示范】

【针对普通产妇】您这种情绪上的困扰很常见，很多产妇在产后都会经历类似的阶段。别太担心，您可以多和家人朋友聊聊，或者找我们医护人员倾诉。我们会为您提供必要的支持和帮助。

【针对知识需求高的产妇】您这种情绪上的困扰可能属于产后情绪变化的一种，包括产后抑郁和焦虑等。这种情况在产妇中很常见，可能与生理、心理和社会因素都有关。我们建议您及时寻求专业的心理咨询和治疗，同时，多和家人朋友沟通，保持良好的作息和饮食习惯，也有助于缓解情绪问题。

【点评】

回答"这很正常，产妇都这样，过阵子就好了"可能会让产妇觉得自己的感受被忽视，没有得到足够的关注和支持。而正确示范则体现了对产妇情绪问题的重视，并提供了相应的建议和支持。对于知识需求高的产妇，还进一步解释了产后情绪变化的原因和可能的处理措施，有助于消除产妇的疑虑和不安。

💬 **问题 39.吃什么可以增加奶量？奶量太多，得乳腺炎怎么办？**

【核心知识点】

增加奶量可以通过多进食富含营养的食物、保持良好的哺乳姿势和频繁哺乳等方式实现。奶太多导致乳腺炎时，应及时就医并遵循医生的建议进行处理。

👩‍⚕️ **【不良示范】**

多喝汤水，奶多了就挤出来。

👩‍⚕️ **【正确示范】**

【针对普通产妇】您可以通过多吃富含营养的食物，如肉类、鱼类、蛋类等，来增加奶量。同时，保持良好的哺乳姿势和频繁哺乳也有助于刺激乳汁分泌。如果奶量太多，可以适当地挤出来一些，但注意不要过度挤压，以免损伤乳房。

【针对知识需求高的产妇】增加奶量需要综合考虑多种因素，包括饮食、哺乳姿势、哺乳频率等。您可以多吃富含营养的食物，如肉类、鱼类、蛋类等，同时保持良好的哺乳姿势和频繁哺乳。如果奶量太多导致乳房胀痛或乳腺炎，建议及时就医并遵循医生的建议进行处理，如使用吸奶器排空乳房、局部冷敷或热敷等。

👍 **【点评】**

回答时既提供了增加奶量的方法，又提醒了奶量太多时的注意事项和处理建议，让患者更全面地了解问题。

问题 40. 产后没有任何症状，还需要做康复吗?

【核心知识点】

产后康复是一个全面的过程，旨在促进产妇的身体恢复和心理健康。即使产妇没有明显的症状或不适，进行适当的康复训练或治疗也是有益的。这可以帮助产妇更好地适应母亲角色、提高身体素质和免疫力、预防产后并发症等。

【不良示范】

没症状就不用康复了吧。

【正确示范】

【针对普通产妇】虽然您现在没有明显的症状或不适，但进行适当的产后康复训练或治疗仍然是有益的。这可以帮助您更好地适应母亲角色、提高身体素质和免疫力等。具体的康复方案可以根据您的身体状况和医生的建议来确定。

【针对知识需求高的产妇】产后康复是一个全面的过程，旨在促进产妇的身体恢复和心理健康。即使您没有明显的症状或不适，进行适当的康复训练或治疗也是非常必要的。这可以帮助您预防产后并发症、提高身体素质和免疫力、促进心理健康等。具体的康复方案可以根据您的身体状况、分娩方式及医生的建议来确定。同时也要注意保持良好的生活习惯和心态，以促进身体的全面恢复。

【点评】

回答"没症状就不用康复了吧"虽然简洁明了，但缺乏专业的解释和建议，容易让产妇产生误解。而正确示范则根据产妇的知识需求程度，分别给出了详细的解释和建议，既解除了产妇的疑虑，又提供了实用的解决方法。同时，也体现了医护人员对产妇的关心和尊重。

💬 问题 41. 产后腰痛怎么办？是不是分娩时打麻醉引起的?

【核心知识点】

产后腰痛可能由多种原因引起，包括分娩时的肌肉劳损、麻醉影响（一般短暂且轻微）、不正确的哺乳姿势、长时间卧床等。

👩‍⚕️【不良示范】

可能是麻醉的副作用，过阵子就好了。

👨‍⚕️【正确示范】

【针对普通产妇】产后腰痛很常见，不一定是麻醉引起的。可能与分娩时的肌肉劳损、不正确的哺乳姿势等有关。您可以尝试热敷、按摩、适当锻炼等方法来缓解。

【针对知识需求高的产妇】产后腰痛可能由多种因素引起，包括分娩时的肌肉劳损、麻醉、不正确的哺乳姿势、长时间卧床等。但麻醉引起的腰痛一般短暂且轻微。您可以尝试热敷、按摩腰部，同时保持正确的哺乳姿势和进行适当的锻炼，如产后瑜伽等，这些都有助于缓解腰痛。

👍【点评】

回答时避免直接归因于麻醉，而是提供多种可能的原因和缓解方法，让患者更全面地了解问题并找到适合自己的解决方案。

💬 问题 42. 坐月子能不能吃黄酒鸡，喝红糖水、奶茶或咖啡？忌盐吗?

【核心知识点】

坐月子期间，产妇的饮食应以清淡、易消化、营养丰富的食物为主。黄酒鸡等含酒精食物应避免；红糖水可适量饮用但不宜过多；奶茶和咖啡含有咖啡因，应尽量避免；盐应适量摄入，不宜过多或过少。

【不良示范】

都可以吃，没问题。

【正确示范】

【针对普通产妇】坐月子期间，建议您尽量避免吃含有酒精的黄酒鸡和喝含咖啡因的奶茶、咖啡。红糖水可以适量喝一些，但不宜过多。盐也要适量摄入。

【针对知识需求高的产妇】坐月子期间，产妇的饮食应以清淡、易消化、营养丰富的食物为主。黄酒鸡等含酒精食物可能通过乳汁影响宝宝，应避免。红糖水虽然能补充能量，但过量可能导致恶露不尽。奶茶和咖啡含有咖啡因，可能通过乳汁影响宝宝睡眠和神经发育，因此应尽量避免。盐应适量摄入，过多可能加重肾脏负担，过少可能导致电解质紊乱。

【点评】

回答时详细解释各种食物或饮料对产妇和宝宝的影响，让患者更科学地安排饮食。

问题 43. 我产后 1 个月月经就来了或产后 1 个月来了 2 次月经，正不正常啊？产后什么时候月经能恢复正常？

【核心知识点】

产后月经的恢复时间因人而异，与产妇的体质、哺乳情况等因素有关。有的产妇在产后 1 个月左右就恢复月经，有的则可能更晚。月经不规律也是常见的现象。

【不良示范】

没事，月经恢复时间因人而异。

【正确示范】

【针对普通产妇】产后月经的恢复时间确实因人而异，有的产妇在产后1个月左右就恢复月经了，这是正常的。月经不规律也是常见的现象，不必过于担心。

【针对知识需求高的产妇】产后月经的恢复时间受多种因素影响，如产妇的体质、哺乳情况等。一般来说，不哺乳的产妇月经恢复时间较早，可能在产后1个月左右就恢复；而哺乳的产妇月经恢复时间可能较晚，有的甚至在整个哺乳期都不来月经。月经不规律也是常见的现象，可能与激素水平的变化有关。如果您有任何疑虑或不适，请及时就医咨询。

【点评】

回答时详细解释了产后月经恢复时间的个体差异和影响因素，让患者更全面地了解问题。

问题 44. 产后需要发汗吗? 产后缺钙怎么办?

【核心知识点】

产后发汗并非必需，过度发汗可能导致脱水等不良影响。产后缺钙可以通过饮食调整和适当补充维生素 D 来补充。

【不良示范】

发汗对身体好，缺钙就多吃点钙片。

👨‍⚕️【正确示范】

【针对普通产妇】您问到产后是否需要发汗，其实这并非必需。过度发汗反而可能导致身体脱水，对产后恢复不利。如果您感觉身体需要，可以适当调节室温或穿着，但不建议刻意发汗。至于产后缺钙，您可以通过多吃富含钙的食物如牛奶、豆腐、肉、蛋等，来补充。同时，适当晒太阳也有助于维生素 D 的合成，促进钙的吸收。 如果通过饮食等无法改善，建议就医并遵医嘱用药。

【针对知识需求高的产妇】您提到的产后发汗，从医学角度来看，并非必要环节。过度发汗可能引发脱水、电解质紊乱等问题，因此不建议盲目进行。如果您有特殊的发汗需求，请在医生的指导下进行。关于产后缺钙，可通过食物补充钙元素，富含钙的食物包括牛奶、豆腐、肉、蛋等。同时，适当晒太阳可以促进维生素 D 的合成，进一步帮助钙的吸收。如果缺钙症状严重，还可以考虑在医生的指导下使用钙补充剂。

👍【点评】

对于产后发汗的问题，直接告诉患者并非必需，并指出过度发汗的潜在风险，可以避免患者盲目跟风或产生不必要的焦虑。同时，针对产后缺钙的问题，给出了具体且实用的建议，包括饮食调整和适当补充维生素 D。对于知识需求高的患者，还进一步解释了补钙的原理和注意事项，有助于患者更全面地了解问题并采取相应的措施。这样的回答既体现了对患者的关心，又展示了专业的医学知识，有助于建立良好的医患关系。

💬 **问题 45. 宝宝出生 10 天，老是吐奶怎么办？或宝宝总是吐奶，是不是生病了？**

【核心知识点】

新生儿吐奶是常见的生理现象，可能与喂养姿势不当、吞咽过快、胃容量小等因素有关。一般无须特殊处理，但需要注意喂养方式和观察宝宝的精神状态。

【不良示范】

没事，宝宝吐奶很正常。

【正确示范】

【针对普通家长】宝宝吐奶很常见，可能是喂养姿势不当或吞咽过快导致的。您可以尝试调整喂养姿势，如让宝宝的头稍微高一点，身体稍微倾斜。同时，喂奶后轻轻拍嗝也有助于减少吐奶。

【针对知识需求高的家长】宝宝吐奶可能与喂养姿势不当、吞咽过快、胃容量小等因素有关。您可以尝试调整喂养姿势，如让宝宝的头稍微高一点，身体稍微倾斜，同时保持宝宝身体挺直。喂奶后轻轻拍嗝，将宝宝竖直抱一段时间再放下，也有助于减少吐奶。如果吐奶频繁且量大，或伴有其他症状，如哭闹、精神不振等，请及时就医。

【点评】

回答时既解释了吐奶的常见原因，又提供了实用的缓解方法，并提醒家长注意观察宝宝的精神状态。

问题 46. 自费疫苗和免费疫苗都要给宝宝打吗?

【核心知识点】

自费疫苗和免费疫苗都是预防疾病的手段，但免费疫苗是国家规定必须接种的，自费疫苗则根据家长的需求和宝宝的身体状况选择接种。

👩‍⚕️【不良示范】

都打上吧，保险点。

👩‍⚕️【正确示范】

【针对普通家长】自费疫苗和免费疫苗都是预防疾病的手段。免费疫苗是国家规定必须接种的，建议您按时给宝宝接种。自费疫苗则可以根据您的需求和宝宝的身体状况选择接种。

【针对知识需求高的家长】自费疫苗和免费疫苗在预防疾病方面都有重要作用。免费疫苗是国家根据疾病的流行情况和防控需要制订的接种计划，建议您按时给宝宝接种。自费疫苗则可以根据您的经济状况、宝宝的身体状况和当地疾病流行情况等因素选择接种。需要注意的是，无论接种哪种疫苗，都需要在正规医疗机构进行，并遵循医生的指导和建议。

👍【点评】

回答时既强调了免费疫苗的重要性，又提供了自费疫苗的选择建议，并提醒家长注意接种的正规性和安全性。

💬 问题 47. 护士，宝宝黄疸有点重，我们该怎么办？

【核心知识点】

小儿黄疸可能是生理性黄疸或病理性黄疸，需要根据具体情况判断并采取相应的治疗措施。

【不良示范】

没事，过几天就好了。

【正确示范】

【针对普通家长】您提到宝宝黄疸有点重，这确实需要关注。黄疸可能是生理性的，也可能是病理性的。我们会先给宝宝做一个详细的检查，确定是哪种类型的黄疸。如果是生理性的，通常不需要特殊治疗，过几天就会自然消退。如果是病理性的，可能需要光照治疗或其他措施。请您放心，我们会密切关注宝宝的情况，并给出最专业的建议和治疗方案。

【针对知识需求高的家长】您对宝宝黄疸的问题很关心，这是对的。黄疸可能是由多种原因引起的，包括生理性因素和病理性因素。生理性黄疸通常会在宝宝出生后几天内出现，并在1～2周内逐渐消退。而病理性黄疸则可能由感染、溶血等因素引起，需要更专业的治疗。我们会给宝宝进行全面的检查，包括胆红素水平、血常规等，以确定黄疸的类型和原因。同时，我们也会根据检查结果给出个性化的治疗建议，确保宝宝得到最好的照顾。

【点评】

对于小儿黄疸的问题，护士首先表示了关注，并解释了黄疸既可能是生理性的也可能是病理性的。然后根据家长的知识需求程度，给出了不同程度的解释和建议。这样的回答既体现了对小儿的关心，又展示了专业的医学知识，有助于家长更全面地了解问题并采取相应的措施。

💬 问题 48. 护士，宝宝的肚脐有点出血，要紧吗?

【核心知识点】

新生儿肚脐出血可能是脐带脱落过程中的正常现象，但也可能是感染等问题的信号，需要保持清洁并观察情况。

👨‍⚕️ **【不良示范】**

没事，用酒精擦擦就行了。

👨‍⚕️ **【正确示范】**

〖针对普通家长〗您发现宝宝肚脐有点出血，这确实需要关注。不过别太担心，这很可能是脐带脱落过程中的正常现象。我们会给宝宝肚脐进行清洁和消毒处理，建议您保持宝宝肚脐的干燥和清洁。同时，我们也会密切观察宝宝肚脐的情况，如果发现有感染或其他问题，会及时采取措施进行治疗。

〖针对知识需求高的家长〗您对宝宝肚脐出血的问题很关心，这是很重要的。宝宝肚脐出血可能是脐带脱落过程中的正常生理现象，但也可能是感染、脐炎等问题的信号。我们会给宝宝进行全面的检查和评估，以确定出血的原因和严重程度。同时，我们也会给宝宝肚脐进行清洁和消毒处理，并给出详细的护理建议，包括保持干燥、避免摩擦等。如果发现有感染或其他问题，我们会及时采取措施进行治疗，确保宝宝得到最好的照顾。

👍 **【点评】**

对于小儿肚脐出血的问题，护士首先表示了关注，并解释了可能是脐带脱落过程中的正常现象。然后根据家长的知识需求程度，给出了不同程度的解释和建议。这样的回答既体现了对新生儿的关心，又展示了专业的医学知识，有助于家长更全面地了解问题并采取相应的措施。

💬 **问题 49. 护士，产后可以洗澡吗？多久能碰凉水？**

【核心知识点】

产后可以适当洗澡，但要注意水温、室温及避免盆浴；产后碰凉水的时间因人而异，需要根据身体恢复情况来判断。

👨‍⚕️ **【不良示范】**

当然可以洗澡，想什么时候碰凉水就什么时候碰。

👨‍⚕️ **【正确示范】**

【针对普通产妇】一般来说，产后是可以适当洗澡的，但要注意水温不要太高也不要太低，室温也要适宜，避免感冒。同时，建议您在产后一段时间内避免盆浴，以免引起感染。至于碰凉水的时间，每个人的恢复情况都不一样，最好等身体完全恢复后再考虑。如果您有任何不适或疑问，要及时咨询医生或我们。

【针对知识需求高的产妇】您很关心产后洗澡和碰凉水的问题。从医学角度来看，产后适当洗澡是有益的，可以促进血液循环和身体的恢复。但是要注意水温、室温和洗澡方式的选择，避免对身体造成不良影响。同时，产后碰凉水的时间也需要根据个人的恢复情况来判断。一般来说，等身体完全恢复后再考虑碰凉水是比较稳妥的。如果您有任何疑问或不适，请及时咨询医生或我们，我们会根据您的具体情况给出更专业的建议。

👍 **【点评】**

对于产后洗澡和碰凉水的问题，护士给出了既全面又具体的建议。既强调了产后洗澡的益处和注意事项，又根据产妇的知识需求程度给出了不同程度的解释和建议。这样的回答既体现了对产妇的关心，又展示了专业的医学知识，有助于产妇更全面地了解问题并采取相应的措施。

💬 **问题 50. 护士，宝宝（新生儿）晚上睡觉总是一惊一乍的，怎么回事？**

【核心知识点】

新生儿晚上睡觉一惊一乍可能是正常的惊跳反射，也可能是缺钙、受惊等原因引起的，需要根据具体情况判断。

【不良示范】

没事，宝宝都这样。

【正确示范】

【针对普通产妇】您提到宝宝晚上睡觉总是一惊一乍的，这确实需要关注。不过别太担心，这很可能是宝宝正常的惊跳反射，是新生儿常见的生理现象。我们会给宝宝进行全面的检查和评估，以确定是否有其他潜在的问题。同时，我们也会给出一些护理建议，比如保持宝宝睡眠环境的安静和舒适等。

【针对知识需求高的产妇】您对宝宝晚上睡觉一惊一乍的问题很关心，这是对的。宝宝晚上睡觉一惊一乍可能是正常的惊跳反射，也可能是缺钙、受惊等原因引起的。我们会给宝宝进行全面的检查和评估，包括神经系统的发育情况、微量元素水平等，以确定具体的原因。同时，我们也会根据检查结果给出个性化的护理建议和治疗方案。比如如果是缺钙引起的，我们会建议给宝宝补充适量的钙和维生素 D 等营养素；如果是受惊引起的，我们会给出一些安抚宝宝的建议和方法。

【点评】

对于宝宝晚上睡觉一惊一乍的问题，护士首先表示了关注，并解释了可能是正常的惊跳反射。然后根据患者的知识需求程度，给出了不同程度的解释和建议。这样的回答既体现了对新生儿的关心，又展示了专业的医学知识，有助于产妇更全面地了解问题并采取相应的措施。

💬 **问题 51. 护士，我产后总是便秘，该怎么解决？**

【核心知识点】

产后便秘可能与饮食、活动减少等因素有关，可通过调整饮食、增加活动量等方式改善。

☠ 【不良示范】

多吃点香蕉和蜂蜜就行了。

😊 【正确示范】

【针对普通产妇】您提到产后总是便秘的问题，这确实需要关注。便秘可能与您的饮食和活动量有关。建议您多喝水，多吃富含纤维的食物，如蔬菜、水果等，以促进肠道蠕动。同时，适当增加活动量，比如散步等，也有助于缓解便秘。如果便秘情况持续严重，请及时咨询医生或我们。

【针对知识需求高的产妇】从医学角度来看，产后便秘可能与多种因素有关，包括饮食不当、活动量减少、激素水平变化等。为了缓解便秘，您可以尝试调整饮食，多喝水，多吃富含纤维的食物，如蔬菜、水果等。同时，适当增加活动量也很重要，比如散步、瑜伽等轻度运动可以促进肠道蠕动和血液循环。如果便秘情况持续严重或伴有其他症状（如腹痛、便血等），请及时咨询医生或我们进行进一步的检查和治疗。

👍 【点评】

对于产后便秘的问题，护士给出了既全面又具体的建议。既强调了调整饮食和增加活动量的重要性，又根据患者的知识需求程度给出了不同程度的解释和建议。这样的回答既体现了对患者的关心，又展示了专业的医学知识，有助于患者更全面地了解问题并采取相应的措施。

问题 52. 护士，我老婆产后总是出虚汗，这正常吗?

【核心知识点】

产妇产后出虚汗是正常现象，通常与身体虚弱、激素水平变化等因素有关，但需要保持清洁干燥以防感染。

【不良示范】

没事，出虚汗是正常的。

【正确示范】

【针对普通家属】您提到产妇产后总是出虚汗的问题，这是很常见的现象。产后出虚汗可能与身体虚弱、激素水平变化等因素有关。建议您及时给产妇更换干燥的衣服和床单，保持身体清洁干燥，以防感染。同时，让产妇多休息，适当补充营养，有助于身体的恢复。

【针对知识需求高的家属】您对产妇产后出虚汗的问题很关心，这是很重要的。从医学角度来看，产后出虚汗是正常现象之一，通常与产妇身体虚弱、激素水平变化等因素有关。出虚汗可以帮助身体排出多余的水分和毒素，但也容易滋生细菌，导致感染。因此，建议您及时给产妇更换干燥的衣服和床单，保持身体清洁干燥。同时，让产妇多休息，适当补充营养和水分，有助于身体的恢复和乳汁的分泌。如果产妇出虚汗的情况持续严重或伴有其他症状（如发热、乏力等），请及时咨询医生进行进一步的检查和治疗。

【点评】

对于产妇产后出虚汗的问题，护士给出了既全面又具体的建议。既解释了产后出虚汗是正常现象的原因，又给出了保持清洁干燥以防感染的具体措施。同时，还根据家属的知识需求程度给出了不同程度的解释和建议。这样的回答既体现了对产妇的关心，又展示了专业的医学知识，有助于家属更全面地了解问题并采取相应的措施。

问题 53. 护士，这个针（留置针）打手上，碰到了有影响不？这只手能正常活动不？

【核心知识点】

1. 留置针的稳定性

留置针在血管内具有一定的稳定性，周围组织和血管壁能起到固定作用，一般的轻微触碰不会使其移位、脱出或损伤血管，但较大外力碰撞可能改变其位置，刺激血管壁。

2. 血管的生理特点

正常血管有一定的承受能力，但受到较大外力或异常刺激时，血管内膜可能受损，增加血栓形成风险。

3. 适度活动的益处

适度的手部活动可以促进血液循环，减轻长时间保持一个姿势带来的不适，有助于身体恢复。

4. 剧烈活动的风险

剧烈活动会使局部血管压力增大、血流速度加快，可能导致留置针与血管壁摩擦增加，引发血管损伤、穿刺部位渗血渗液，还可能使固定装置松动。

【不良示范】

不会有影响，可以活动。

【正确示范】

【针对普通患者】碰到了一般没什么大影响的，只要不是用力去扯或者碰撞得很厉害就没事。这个手呢，也能正常活动，但是尽量别做太剧烈的运动，像提很重的东西、大幅度地甩手臂这些就不要做。简单的活动，比如吃饭、拿东西、慢慢抬手这些都是可以的，这样也能让您感觉舒服一些，不会太受限制。要是您感觉碰到针之后有点疼或者不舒服，就赶紧告诉我们。正常的日常活动通常不会影响打针的效果和手部的恢复，不用太担心，我们会帮您看着的，有什么问题我们都会处理好的。

【针对知识需求高的患者】关于碰到的影响：一般情况下，轻轻碰到是不会有太大问题的。留置针在血管内有一定的稳定性，周围的组织和血管壁会对其起到一定的固定作用。只要不是受到强大的外力冲击或拉扯，不会导致留置针移位、脱出或损伤血管。但是，如果受到较大外力碰撞，可能会使留置针的位置发生改变，刺激血管壁，引起局部疼痛、红肿，甚至可能导致血管内膜损伤，增加血栓形成的风险。关于手部活动：手部可以进行适度的活动。适度的活动能促进血液循环，对身体是有益的，也有助于减轻因长时间保持一个姿势而导致的不适。但剧烈活动要避免，因为剧烈活动会使局部血管压力增大、血流速度加快，可能会导致留置针与血管壁之间产生摩擦，增加血管损伤和穿刺部位渗血、渗液的可能性。同时，过度活动还可能使留置针固定装置松动，影响其稳定性。像握拳、伸指、轻微的手腕转动等活动是可以的，这些活动既不会影响留置针的正常功能，又能保持手部的灵活性。

👍 【点评】

患者可能会认为手部可以像往常一样进行各种活动，从而进行剧烈运动或过度使用穿刺侧肢体如长时间提重物、频繁用力握拳等，这会增加穿刺部位渗血、渗液的风险，还可能导致留置针移位、脱出或损伤血管。患者可能会因认为碰到针没有影响而不注意保护穿刺部位，随意触碰、挤压留置针，增加了穿刺部位感染的概率，也可能使留置针受到外力作用而出现位置改变等问题。由于患者可能的过度活动和不当触碰，导致穿刺部位受到刺激，引起局部疼痛、肿胀等不适症状，影响患者的舒适度和休息。过度的活动和外力刺激可能损伤血管内皮，引发静脉炎等并发症，表现为穿刺部位沿静脉走向出现红肿、疼痛、条索状硬结等，增加患者的痛苦和治疗难度。当患者按照护士所说的进行活动后出现了问题，会对护士的专业能力产生质疑，认为护士没有提供准确的信息，从而降低对护士的信任度。患者因出现不适或并发症而感到不满，可能会将责任归咎于护士，进而引发护患矛盾，增加投诉的风险，影响医院的护理形象和声誉。

💬 问题 54. 输血时，患者问：护士，给我输的血为什么是黄色的？

【核心知识点】

所输血液中的黄色主要源于血浆。血浆含多种成分，成分输血时可能单独输血浆或带有血浆的血液成分。

【不良示范】

护士瞥一眼说："一直都是这样的，你别大惊小怪。"

【正确示范】

【针对普通患者】护士温和地解释："您看到的黄色呀，是血液里的血浆，它里面有好多对咱们身体有用的东西，像蛋白质、营养物质。有时候为了让您更快好起来，就会输这种带血浆的血，所以颜色是黄的，别担心，这对您恢复有帮助。"

【针对知识需求高的患者】您所看到的黄色，主要来自血浆。血浆由大量水分、蛋白质（如白蛋白、球蛋白）、电解质、凝血因子等物质组成，这些成分使血浆呈现淡黄色。在输血治疗中，为满足不同的临床需求，常采用成分输血。例如，当单独输注血浆时，您看到的就是黄色液体；若输注红细胞悬液，由于其中也含有一定量血浆，同样可能呈现淡黄色。血浆在人体生理功能维持中起着关键作用，它能补充身体所需的各类物质，对您的病情恢复至关重要。这是完全符合输血规范和医疗要求的。

👍【点评】

针对普通患者，以简单易懂的表述说明血浆的作用及颜色为黄色的原因，安抚患者情绪。针对知识需求高的患者，详细阐述血浆成分、输血方式及血浆对人体的重要性，体现专业性与严谨性，让患者对输血有更深入、科学的认识。

问题 55. 病房输液时，患者问：医生，为什么挂了输液，体温还在上升啊？

【核心知识点】

发热分为 3 个阶段。

1. 体温上升期

此阶段体温开始上升，表现为畏寒、寒战和发冷。这是因为体温调定点上移，身体需要通过增加产热来应对，导致交感神经兴奋，血管收缩，皮肤温度下降，出现寒战。体温上升有 2 种方式：

（1）骤升型：体温在几小时内达到 39～40℃或以上，常伴有寒战，小儿易伴有惊厥。常见于肺炎链球菌肺炎、疟疾、败血症、急性肾盂肾炎、输液反应或某些药物反应等。

（2）缓升型：体温缓慢上升，数日内才达高峰，多不伴寒战。见于伤寒、结核病等。

护理方法：及时添加衣物，做好保暖但不宜捂汗；体温升高后减掉衣服。

2. 高温持续期

当体温达到新的调定点水平后，体温保持在一个较高的水平，不再继续上升。此时寒战消失，身体通过出汗开始散热，皮肤潮红、灼热，呼吸深快。此期可持续数小时（如疟疾）、数日（如肺炎、流行性感冒）或数周（如伤寒）。

护理方法：及时补液，多喝水，补充电解质，增加排尿量，因为小便本身也能带走体内部分热量。

3. 体温下降期

随着发热激活物的消失，体温调定点逐渐回到正常水平，体温开始下降。此阶段身体通过增加散热来降温，表现为出汗增多，皮肤潮湿，体温逐渐降至正常水平。体温下降的方式有 2 种：

（1）骤降型：体温于数小时内迅速下降至正常，常伴有大汗。见于疟疾、肺炎链球菌肺炎、急性肾盂肾炎等。

（2）缓降型：体温于数日内逐渐降至正常，见于伤寒、风湿热等。

护理方法：及时补液，预防感冒。

【不良示范】

哪有那么快降温呀，都用药了，慢慢就会降下来的了。

【正确示范】

【针对普通患者】您现在感觉还有其他哪里不舒服吗？（假如没有）体温升高说明身体正在进行对抗感染和炎症，输液虽然已经开始起作用了，但是体温降下来还需要一定的时间，请耐心等待。您现在发热，体内水分流失，可以多补充水分及电解质，一天补充饮用淡盐水约2500ml，电解质补充可以选择宝矿力。可以通过观察小便颜色去判断饮水量够不够。小便颜色由深黄色转到淡黄色至清亮，代表饮水量补充足够。发热期间，通过多喝水，排小便，也能通过小便带走体内热量，达到降温效果。如果发热过程中有出汗，要及时擦去，避免感冒。体温下降时注意保暖。如果体温持续升高或出现其他不适，请及时告知我们，医生会做进一步的处理。

【针对知识需求高的患者】您现在感觉还有其他哪里不舒服吗？（假如没有）您现在所患的疾病按照病程进展，这几小时/几天（具体根据患者疾病）都会有反复发热的情况出现。输液治疗开始起作用，但是仍然需要一段时间才能达到完全降温不反复的效果。这段时间发热，您会反复经历从体温上升、高温维持、体温下降这3个阶段。去识别自己处于哪个阶段，并做好相对应的护理十分重要。体温上升时，因为体温调定点上移，身体需要通过增加产热来应对，血管收缩，皮肤温度下降，出现寒战。这时，您需要注意保暖，但不要捂汗。高温维持阶段，体温保持在一个较高的水平，不再继续上升。此时寒战消失，身体通过出汗开始散热，你会感觉皮肤潮红、灼热，呼吸深快。大量的出汗会导致体内水分及电解质丢失，因此，您需要补充水分及电解质。您可以通过观察小便情况去判断补水是否充足。小便颜色由深黄色到淡黄色，到清亮，代表饮水充足。补充电解质可以选择宝矿力等运动型饮料，里面含有丰富的电解质元素。体温下降阶段，随着发热激活物的消失，体温调定点逐渐回到正常水平，体温开始下降。此阶段身体通过增加散热来降温，表现为出汗增多，皮肤潮湿，体温逐渐降至正常水平。此阶段，您仍需要注意补充水分，预防感冒。

👍【点评】

　　患者提问"挂输液了，体温为什么还在上升"实际上是表现了患者对于自身疾病的担心，以及对治疗效果有疑问。回答"哪有那么快降温呀，都用药了，慢慢就会降下来的了"会让患者感觉护士对于自己的着急心情无法共情，给人一种冷漠、公式化的感觉。根据患者的疾病类别，向患者解释该疾病发热的规律及病程，会降低患者着急退热的不合理期待。同时，对患者发热不同阶段，需要注意的事项进行健康宣教，有利于患者后期的身体康复。也给患者一种专业的感觉，树立了护士在患者心中的专业与权威的形象，有助于后期工作的开展。

💬 **问题 56. 早晨病房抽血时，患者问：护士，我忘了早上要空腹抽血，喝了两口开水不要紧吧？**

【核心知识点】

　　检验科所有的检测项目都会有参考范围，而判断结果是否异常，则是用个人结果与参考范围相比较，超出参考范围，就算异常。参考范围的制定大多数情况都是以健康人空腹抽血的检测结果为依据，经过科学的统计分析，计算得出。如果个人抽血时不空腹，那么和参考区间就会缺乏可比性，影响结果判读。人进食后的半小时内，血液会呈乳糜状，很多检验项目的检测需要经过比色，乳糜血会严重干扰检测结果，因此检验科遇到乳糜血，基本都会拒收，并要求重新采血。空腹抽血的目的就是要保证体检时静脉血实验室检查结果的准确性，通常是肝功能、肾功能、血糖、血脂、血生化（各种离子）、血流变等检查项目。体检前如果大量饮水会稀释血液，导致诸多检测值出现误差，但这并不代表一点儿水也不能喝。摄入 50 ～ 100ml 的水分对结果影响不大。

【不良示范】

不是前一天晚上就和你说了要空腹吗？怎么忘了呢？

【正确示范】

【针对普通患者】先不要紧张。您能告诉我，大概喝了多少毫升的水吗？（拿出 10ml 注射器展示 10ml 的水的量大概是多少）（如果患者表示喝水量在 100ml 以内）我查看了一下您今天需要抽血的项目，这些项目的确是需要空腹的。但是因为您喝水的量比较少，而且只是喝了白开水，对结果影响不大，所以就没有关系，还是可以照常抽血的。

【针对知识需求高的患者】先不要紧张。您能告诉我，大概喝了多少毫升的水吗？水是白开水还是里面添加了其他调味品的呢？（患者表示喝水量在 100ml 以内，且仅是凉白开）我查看了您今天的抽血项目，您的抽血项目里面包含了一些离子的检测和血糖等，是需要空腹的。如果是摄入过量水分，会对血液进行稀释，导致检验结果出现偏差。但是，如果摄入水分不超过 100ml，对检验结果影响不大，所以还是可以照常抽血的。下次要注意记得交代空腹抽血的项目，要按要求做好哦。不然，因为摄入了过多水分，需要延迟抽血，会影响您接下来的治疗进度。如果是摄入了含有咖啡因、糖分等的饮料，会直接影响检验结果，影响医学判断。如果是在抽血前进食，导致出现乳糜血，抽血标本就会被退回，需要重新抽血。

【点评】

患者提问忘记空腹抽血，喝了水，实际上是担心由于喝水导致抽血项目出的结果不准确。护士通过询问饮水量多少，以及水中有无添加剂，给出是否影响抽血的准确回复，可以迅速打消患者的忧虑。对患者宣教空腹抽血前进食可能导致的影响，可以有效避免患者下一次空腹抽血时犯类似的错误。

问题 57.ICU 护理操作时，（消化道出血）患者问：我肚子饿，为什么不给我吃东西?

【核心知识点】

消化道出血后需要禁食水的主要原因包括：

1.减少对胃肠道黏膜的刺激

消化道出血时，胃肠道内可能存在未愈合的破损面，进食后会刺激胃肠道，促进胃酸分泌，这可能会加重出血或导致再次出血。

2.避免加重病情

进食可能会导致胃肠道蠕动增加，引起胃肠痉挛，增加反流和误吸的风险，特别是在出血量较大时，可能会加重病情。

3.维持水电解质平衡

消化道出血会导致血液丢失，影响身体的水电解质平衡，及时禁食水有助于避免因进食引起的水电解质紊乱。

4.促进伤口愈合

禁食可以帮助胃肠道得到休息，减少其活动，从而有利于出血部位的修复和再生。

因此，消化道出血后通常需要暂时禁食水，以配合医疗治疗和病情监测，待病情稳定后再根据医生的建议逐步恢复饮食。

【不良示范】

您现在消化道出血，不能吃东西，已经给您输营养液了，饿不了您的。

【正确示范】

【针对普通患者】您现在可能因为长时间没有经口进食，所以感觉饿了。但是医生有给您开营养液从血管里面输进去，保持了每日的热量供应。您现在有消化道出血，医生说了不能吃东西，否则容易发生再出血。每个病人恢复进食时间因人而异，一般都需要禁食 1 周左右。如果到时病情允许，可以吃东西了，我会及时告知您，并进行相关注意事项的饮食指导。

【针对知识需求高的患者】您可能因为长时间没有经口进食，所以感觉肚子饿了。其实我们给身体提供能量除了经口进食，还可以通过从血管输注营养液，给机体提供能量。医生每日都根据您的身高和体重，计算您所需要摄入的能量，给您输注所需能量的营养液为机体提供能量。您现在有消化道出血的情况出现，所以暂时还不能吃东西。如果在消化道出血期间进食，会刺激胃肠道，促进胃酸分泌，这可能会加重出血或导致再次出血。同时，进食也可能会导致胃肠道蠕动增加，引起胃肠痉挛，增加反流和误吸的风险，特别是在出血量较大时，可能会加重病情。禁食可以帮助胃肠道休息，有利于出血部位的修复和再生。消化道出血恢复进食时间因人而异，一般禁食1周左右可以恢复进食。到时我会和您详细讲解关于饮食的注意事项。

👍【点评】

患者提问实际上是担心多日未进食会导致营养不良。简单粗暴地告知由于消化道出血所以不能进食，会使患者对自己的病情有过多悲观的联想。告知患者已使用肠外营养进行能量供应，可以打消患者对自己可能发生营养不良情况的担忧。同时，告知患者禁食对消化道出血的修复与再生的重大意义，可以使患者遵嘱执行禁食。告知恢复进食的时间，可以使患者积极配合治疗，严格执行后期饮食相关注意事项。同时，患者从遵嘱中看到逐步好转的康复效果，护士的专业形象会深植其心中。

💬 **问题 58. 我肺结核什么时候能好?**

【核心知识点】

肺结核的恢复时间取决于多种因素，包括病情的严重程度、患者的免疫力、治疗方案的有效性及患者的依从性等。一般情况下，初治肺结核患者的治疗周期为6个月左右，但具体时间可能因个体差异而有所不同。肺结核化学治疗的原则是早期、规律、全程、适量、联合。整个治疗方案分强化和巩固两个阶段。

【不良示范】

你的肺结核什么时候能好，这个我可说不准，也许几个月，也许一年半载吧。

【正确示范】

【针对普通患者】您的肺结核恢复时间在6个月至1年左右，但具体时间还需要根据您的病情严重程度和治疗效果来判断。肺结核的治疗分强化和巩固两个阶段，请您遵循医生的建议，按时服药，并保持良好的生活习惯，以促进病情的恢复。

【针对知识需求高的患者】肺结核的药物治疗原则是早期、规律、全程、适量、联合，并且分为强化和巩固两个治疗阶段。肺结核的恢复时间受多种因素影响。对于初治肺结核，如果病情较轻且免疫力较强，经过6个月左右的规范治疗，通常可以恢复。然而，如果病情严重，出现咯血、休克等症状，或者免疫力较弱，恢复时间可能会延长至10个月甚至更久。此外，治疗方案的有效性、您的依从性及是否存在并发症等因素也会影响恢复时间。因此，建议您定期复诊，根据医生的评估调整治疗方案，并保持良好的生活习惯，以促进病情的恢复。

【点评】

不良示范的回答过于模糊，没有给出具体的时间范围，也没有考虑影响恢复时间的多种因素，无法给患者提供有用的信息。而正确示范的回答则更加详细和具体，针对不同情况的患者给出了不同的回答，同时也强调了遵循医生建议用药和保持良好生活习惯的重要性，有助于患者更好地理解和应对自己的病情。

💬 **问题 59. 糖尿病患者：我血糖高，应该一直都很高才对，怎么还会低血糖呢？是不是我的血糖仪坏了？**

【核心知识点】

高血糖患者确实有可能出现低血糖的情况，这通常与多种因素有关，如胰岛素分泌延迟致餐后胰岛素水平与血糖水平不平行、降糖药物使用不规范、控制饮食过度、运动过量等。

👩‍⚕️ **【不良示范】**

这个嘛，我也不太清楚，可能是你的血糖仪有问题吧，你去换一个新的试试。

👩‍⚕️ **【正确示范】**

【针对普通患者】您提出的问题很好，高血糖的患者确实有可能出现低血糖的情况。这主要是因为胰岛素的分泌受到一些因素的影响，导致它在不适当的时候分泌过多，或者您使用的降糖药物剂量过大，或者您在控制饮食和运动方面过于严格，都可能导致血糖过低。所以，建议您要规律监测血糖，合理控制饮食，适量运动，并在医生的指导下正确使用降糖药物。如果出现低血糖的症状，如心悸、出汗、头晕等，要及时补充糖分，并尽快就医。

【针对知识需求高的患者】您可能对血糖管理有比较深入的了解，那我来详细解释一下高血糖患者为何会出现低血糖的情况吧。首先，胰岛素的分泌可能存在问题，比如胰岛素分泌延迟，这会导致在餐后血糖高峰过去后，胰岛素水平仍很高，从而使血糖迅速下降。其次，如果您使用的降糖药物剂量过大，或者没有按照医生的建议正确使用，也可能导致低血糖。再者，如果您在控制饮食方面过于严格，或者运动过量而没有及时补充能量，也可能引发低血糖。因此，建议您要科学饮食，合理分配营养物质，适量运动，并在医生的指导下正确使用降糖药物。同时，要规律监测血糖，及时发现并处理低血糖的情况。如果出现低血糖的症状，可以立即口服高糖食物，如糖水、水果糖等，并尽快就医。

👍【点评】

　　正确示范中，护士针对患者的疑问进行了详细的解释，并给出了科学的建议。对于普通患者，护士用通俗易懂的语言解释了糖尿病患者可能出现低血糖的原因，并强调了规律监测血糖、合理控制饮食、适量运动及正确使用降糖药物的重要性。对于知识需求高的患者，护士则提供了更深入的解释，包括胰岛素分泌延迟、降糖药物使用不规范、控制饮食过度及运动过量等因素对血糖的影响。这样的回答既满足了患者的知识需求，又提供了实用的建议，有助于患者更好地管理自己的血糖。

💬 **问题 60. 患者对即将进行的支气管镜检查感到担忧，询问护士是否会痛。**

【核心知识点】

　　支气管镜检查是一种常用的呼吸系统疾病诊断和治疗手段，通过将支气管镜经口腔或鼻腔放入支气管观察病变。无痛支气管镜技术通过使用镇静、镇痛药物使患者在睡眠状态下完成检查，减少不适和痛苦。传统支气管镜检查可能导致患者出现剧烈咳嗽、气管痉挛等不适，而无痛技术可以避免这些情况。

👨‍⚕️【不良示范】

不会痛的，你不用担心。

🧑【正确示范】

　　【针对普通患者】您好，支气管镜检查可能会有一些不适，但我们现在有无痛技术，可以让检查过程更舒适。我们会使用一些药物让您在检查过程中处于睡眠状态，所以您不会感到疼痛。检查结束后，您会很快苏醒，整个过程就像睡了一觉一样。

【针对知识需求高的患者】您好，支气管镜检查是将镜子放入支气管内观察病变的一种方法。传统检查可能会引起一些不适，如咳嗽和气管痉挛。但现在我们采用无痛技术，通过静脉注射镇静、镇痛药物，使您在检查过程中保持睡眠状态，从而避免疼痛和不适。这种方法不仅能减少您的焦虑，还能让医生更清楚地观察病灶，提高检查的准确性。

👍【点评】

在面对患者对支气管镜检查的担忧时，护士应提供详细的解释和安慰，特别是对于无痛技术的介绍，这有助于缓解患者的紧张情绪。通过解释无痛技术的工作机制和优势，护士可以提高患者对检查的接受度和信任度，从而改善患者的整体就医体验。

💬 问题 61. 我有尿管了为什么还是尿不出来？一胀一痛就从尿管边上流出来了，是不是尿管阻塞了？

【核心知识点】

1. 在置入尿管时需要评估患者的年龄、疾病、性别等来选择合适的尿管。当尿管太粗时，置入困难且易发生尿道损伤；尿管太细时，引流效果及固定效果差，会发生尿液外溢及尿管对尿路的过度摩擦。

2. 尿管带管期间需要保持管路通畅、尿管体内段长度合适、尿袋不高于膀胱水平位置保持落差。管路不通畅会导致尿液潴留、膀胱内压力增高进而溢流。尿管体内段过长会触及膀胱内壁，尿管紧贴膀胱内壁易阻塞尿管内口导致引流不畅，尿管球囊远离膀胱内尿道出口减弱了内部压迫效果。尿袋高于膀胱水平增加了排尿阻力，易导致尿液外泄。

3. 膀胱过度活动：因为各种原因导致膀胱过度活动会让患者感到尿频、尿急等，进而发生急迫性尿失禁。

4. 尿管对膀胱的刺激：尿管体内段使用水囊固定，水囊紧贴膀胱三角的尿道出口位置会产生持续的刺激让患者感觉到尿意及尿不尽感，尤其是使用大水囊固定的患者刺激更重。

👩‍⚕️ 【不良示范】

没事没事，以后尿管拔了就好了。

👩‍⚕️ 【正确示范】

【针对普通患者】我帮您检查一下是不是尿管堵了，您在尿管带管期间需要及时关注尿管有无反折、扭曲，尿袋不要太高，置管期间会持续有尿意或尿不尽感，这些在拔除尿管后会缓解或消失。如果再发现尿液溢出，请及时通知我来查看。

【针对知识需求高的患者】我帮您检查一下是不是尿管堵了，在留置尿管期间活动时一定要注意管路是否通畅，尿袋与膀胱是否存在落差以保证引流效果，在床上或椅子上坐久了可以活动一下以避免尿管内口阻塞。再就是您在住院前有没有尿频、尿急的症状，如果在留置尿管前就有尿频、尿急甚至尿失禁的情况就要使用一些药物进行控制，这是因为您可能存在膀胱过度活动的情况，这种症状会导致膀胱收缩与内部压力增加，尿液在经尿管引流不及时就会通过尿道的缝隙溢流出来。您也不需要为漏尿而过度担心，我们准备了充足的衣被提供给您进行更换（多数病人尿液溢出后会弄脏裤子或床单），在治疗中我们会寻找合适的时机尽早拔除尿管，当尿管拔除了这种情况就不会发生了。

👍 【点评】

简短的答复没有关注到患者的诉求与疑惑。在临床工作中护理的对象都是人，而人区别于动物和物品的主要依据就是情感，患者在治疗过程中发生一些无法立即处理或有效解决的并发症时我们护理工作就要作出一些改变，人文关怀、对患者需求的感知就特别重要，通过扎实的理论知识告知患者症状发生的原因及常见处理是基本需求，治疗中的鼓励与关注对患者也同样重要。基本的回复需要回答患者的问题和疑问；进阶的回复不仅要回答患者的问题和疑问，还要关注患者的其他需求。

💬 **问题 62. 我这宫外孕如果切了一侧输卵管，以后还能怀孕吗?**

【核心知识点】

1. 输卵管的功能
输卵管是精子和卵子相遇受精的场所，也是受精卵运输到子宫的通道。

2. 宫外孕的定义
宫外孕是指受精卵在子宫腔外着床，其中 95% 为输卵管妊娠。

3. 宫外孕的治疗
通常是手术切除受影响的输卵管和输卵管开窗取胚术。

4. 切除一侧输卵管的影响
如果另一侧输卵管正常，仍有可能自然怀孕，只是怀孕概率会有所下降。输卵管的健康状况和卵巢的功能是决定能否怀孕的关键因素。

5. 再次发生宫外孕的风险
有过宫外孕的女性，再次发生宫外孕的风险会增加。

6. 辅助生殖技术
对于输卵管问题严重的患者，试管婴儿技术是可行的选择。

👨‍⚕️ **【不良示范】**

你切了一边输卵管之后，怀孕的机会就很小了，基本上不太可能怀孕。

👩‍⚕️ **【正确示范】**

【针对普通患者】切除一侧输卵管后，您的怀孕机会依然存在。如果卵巢功能正常，另一侧输卵管功能正常能帮助卵子进入子宫，仍有可能怀孕，但怀孕概率会有所下降。为了增加怀孕的机会，备孕前可进行输卵管造影检查，以评估剩余输卵管的通畅情况。建议您定期进行检查，确保身体健康。同时做好心理上的调整，缓解失落和自信心缺乏的情绪。如果备孕一段时间后仍未怀孕，建议及时就医。如果仍有困难，可以与医生商讨辅助生育的措施。

【针对知识需求高的患者】宫外孕后如果切除了其中一侧的输卵管，

通常来说，另一侧的输卵管依然可以承担输送卵子的功能，只要该输卵管通畅且没有其他病变。输卵管的功能在很大程度上决定了怀孕的可能性，但其他因素，如卵巢的排卵功能、激素水平及子宫环境，也都会影响怀孕的机会。术后的复查很重要，可以评估另一侧输卵管的健康状况。如果您准备怀孕，建议进行一些基础检查，确保身体条件适合怀孕。术后心理调整也非常重要，可以帮助您更好地适应身体变化和进行心理调整。如果遇到困难，可以考虑辅助生殖技术，如输卵管复通手术或体外受精（IVF），这些技术能帮助提高怀孕的机会。

👍【点评】

不良示范的回答缺乏专业性和准确性，没有为患者提供有效的指导和帮助。正确示范回答时考虑了患者的情绪和知识水平，避免简单地给出"可能怀孕"或"不可能怀孕"的结论，提供了详细的解释和个性化的建议，采取适当的措施来提高怀孕概率和降低风险。对于知识需求较高的患者，为怀孕可能性提供了清晰的医学原理，帮助其作出知情决策。

💬 问题 63. 护士，我家病人刚做完经颈静脉肝内门腔分流术，术后在饮食方面有没有什么要特别注意的?

【核心知识点】

1. 术后饮食原则

经颈静脉肝内门腔分流术（TIPS）后，饮食应以低盐、低脂、低蛋白、易消化为主，避免加重肝脏负担。TIPS 术后可使未经过肝脏代谢的血液直接流入体循环，增加了氨和其他神经毒素的暴露量，造成中枢神经系统功能失调，从而诱发或加重肝性脑病，表现为不同程度的意识障碍和行为异常。

2. 限制钠盐摄入

术后患者容易出现腹水和水肿，需要严格控制钠盐摄入量（通常每日不超过 2g），避免加重体液潴留。

3. 进食富含纤维的食物

多吃蔬菜和水果，有助于维持肠道健康和预防便秘。

4. 补充适量蛋白质

避免过量摄入高蛋白食物，以免增加肝脏代谢负担。避免高蛋白饮食导致氨的产生增加，从而减少发生肝性脑病的风险。

5. 避免刺激性食物

避免辛辣、油腻、坚硬或难以消化的食物，防止消化道出血或消化不良。

6. 少量多餐

建议少量多餐，避免一次性进食过多，以减轻肝脏和消化系统的负担。

7. 定期监测体重和腹围

通过监测体重和腹围变化，可以及时发现腹水的出现，从而采取相应的干预措施。

8. 监测肝功能

术后需要定期监测肝功能，根据医生建议调整饮食。

【不良示范】

"术后饮食要清淡，多吃蔬菜水果，少吃油腻食物。"或"术后饮食要注意低盐低脂，多吃富含纤维的食物，避免高蛋白饮食。"

【正确示范】

【针对普通患者】您好，术后饮食对恢复非常重要，需要特别注意。尽量选择清淡、易消化的食物，比如米汤、面汤、粥等。适当地补充优质蛋白质，比如瘦肉、鱼类、鸡蛋、豆腐等。避免食用过于油腻或难以消化的食物，以免增加肝脏负担。同时要严格控制盐的摄入量，每天不超过2g，以避免加重腹水和水肿。少量多餐，日间禁食时间不得超过3～6小时。进食次数为每天4～6餐，包括夜间加餐，建议夜间进食1次，以补充全身蛋白质。

【针对知识需求高的患者】您好，经颈静脉肝内门腔分流术后，饮食管理对预防并发症和促进恢复至关重要。建议采用低盐饮食（每日钠摄入量不超过2g），以减轻腹水和水肿的发生风险。同时，选择低脂、高蛋白、易消化的食物，如瘦肉、鱼类、鸡蛋和豆制品等。蛋白质对身体恢复有益，但应避免过量摄入高蛋白食物，以免增加肝脏代谢负担。蛋白质摄入要根据体重估算，每天每千克体重摄入 1.2 ～ 1.5g 蛋白质。多吃富含纤维的食物，如蔬菜和水果，有助于维持肠道健康和预防便秘，预防肝性脑病。避免辛辣、油腻或坚硬食物，防止消化道出血或消化不良。少量多餐，减轻消化负担，同时避免日间长时间空腹，日间禁食时间不得超过 3 ～ 6小时。进食次数为每天 4 ～ 6 餐，包括夜间加餐，建议夜间进食 1 次，以补充全身蛋白质，且夜间加餐至少包含 50g 碳水化合物。当经口正常饮食摄入不能满足蛋白质和能量需要时，根据患者疾病情况、营养状态、消化吸收功能及耐受情况等，可给予经口营养补充剂、管饲或肠外营养。建议在医生指导下逐步恢复正常饮食，并定期监测肝功能指标。

👍【点评】

不良示范的回答过于简单，信息较为笼统，缺乏具体细节，未提供具体的饮食指导，可能导致患者忽视关键饮食限制，增加术后并发症风险。正确示范的回答详细解释了术后饮食类型和具体注意事项，有助于患者更好地理解和执行，有效预防并发症。针对知识需求高的患者提供了更深层次的解释，体现了专业性和个性化护理。

💬 问题 64. 护士，我平时身体都挺好的，怎么得上肺结核了呢？

【核心知识点】

肺结核是由结核分枝杆菌感染引起的一种慢性传染病，主要通过呼吸道传播。虽然平时身体健康的人也有可能感染，但感染后的发病与否取决于个体的免疫力、感染的细菌数量和毒力等因素。

【不良示范】

这个嘛，肺结核这东西谁也说不准，可能是你运气不好吧。

【正确示范】

【针对普通患者】"您平时身体挺好的，得上肺结核确实让人有些意外。不过，肺结核是一种由结核分枝杆菌引起的传染病，它主要通过呼吸道传播。即使您平时身体健康，也有可能因为接触到结核病患者或者带有结核菌的飞沫而感染。当然，感染后是否发病还取决于您的免疫力、感染的细菌数量及细菌的毒力等因素。所以，您也不必过于担心。现在既然已经确诊，我们就需要积极治疗，同时做好防护措施，避免传染给其他人。我们会根据您的具体情况制订合适的治疗方案，帮助您尽快康复。

【针对知识需求高的患者】您可能对肺结核的发病机制比较感兴趣。确实，肺结核是由结核分枝杆菌感染人体肺部引起的一种慢性传染病。这种细菌主要通过呼吸道传播，比如患者咳嗽、打喷嚏时释放的飞沫就可能含有结核菌。虽然您平时身体健康，但结核菌的感染并不完全取决于个体的身体状况。即使是免疫力较强的人，也有可能因为接触到大量的结核菌或者细菌的毒力较强而感染。当然，感染后发病与否还取决于您的免疫应答情况。如果免疫应答较弱，细菌就有可能在体内繁殖并引发疾病。现在既然已经确诊肺结核，我们就需要积极治疗。我们会根据您的具体情况制订个性化的治疗方案，包括抗结核药物的选择、用药剂量和疗程等。同时，您也需要做好防护措施，避免传染给其他人。在治疗过程中，我们会密切关注您的病情变化，及时调整治疗方案。

【点评】

正确示范中，护士针对患者的疑问进行了详细的解释，既满足了患者的知识需求，又提供了实用的建议。对于普通患者，护士用通俗易懂的语言解释了肺结核的传播途径、发病因素及治疗方案，有助于患者更好地理解和配合治疗。对于知识需求高的患者，护士则提供了更深入的解释，包括结核菌的感染机制、免疫应答在发病中的作用等，有助于患者更全面地了解肺结核的发病机制。这样的回答既体现了护士的专业素养，又体现了对患者个体差异的尊重。

问题 65. 护士，我这荨麻疹这次好了，怎么防止复发呢?

【核心知识点】

1. 识别未知过敏原

指导患者养成写食物日记的习惯，记录每天的食物、药物、接触的物质及环境变化。一旦发生荨麻疹，可以根据记录查找可能的过敏原。如果两次接触同一种物质后都有发病，则高度怀疑该物质过敏，避免再次接触可减少复发。

2. 避免接触过敏原

如果已经明确某些物质会引起荨麻疹，应尽量避免接触这些物质，包括食物、药物、粉尘等各类常见过敏原。

3. 日常护理

（1）避免刺激，减少过冷、过热及日晒的刺激，避免热水烫洗，减少清洁剂、香皂、护肤品和化妆品的使用，减少搔抓。

（2）保持生活规律，睡眠充足，精神愉快，规律饮食，避免辛辣刺激性食物，积极治疗胃肠及内分泌疾病，适度运动，加强营养，以提高自身机体免疫力。

（3）改善消极情绪，保持心情愉悦。

4. 遵医嘱使用药物治疗

首选第二代非镇静抗组胺药，治疗有效后遵医嘱逐渐减少剂量，以达到有效控制风团作为标准，以最小剂量维持治疗。使用 1～2 周不能控制症状，则更换抗组胺药种类 / 联合使用 / 增加剂量；症状若仍未改善，可尝试更换成雷公藤、环孢素、糖皮质激素，以及使用生物制剂或光疗。

【不良示范】

荨麻疹好了以后，尽量避免接触过敏原，就不会复发了。

【正确示范】

【针对普通患者】荨麻疹好了以后，防止复发的关键是避免接触过敏原。

情况一（患者清楚自身过敏原）：您应避免接触您的过敏原。

情况二（患者不清楚自身过敏原，但住院期间做的过敏原筛查已提示过敏原种类）：经检查，您的过敏原是＊＊，您以后应该避免接触这类过敏原。

情况三（患者不清楚自身过敏原，但住院期间做的过敏原筛查未提示过敏原种类）：您是否知道您的过敏原是什么？如果您还不清楚您的过敏原，您可以养成写食物日记的习惯，记录每天的食物、药物、接触的物质及环境变化。一旦发生荨麻疹，可以根据记录查找可能的过敏原。如果两次接触同一种物质后都有发病，则高度怀疑该物质过敏，避免再次接触可减少复发。

此外，日常生活中要注意以下几点：①避免刺激，减少过冷、过热及日晒的刺激，避免热水烫洗，减少清洁剂、香皂、护肤品和化妆品的使用，减少搔抓。②保持生活规律，睡眠充足，精神愉快，规律饮食，避免辛辣刺激性食物，积极治疗胃肠及内分泌疾病，适度运动，加强营养，以提高自身机体免疫力。③改善消极情绪，保持心情愉悦。另外，出院后您需要遵医嘱规律服药，好转后逐渐减量，定期复查，及时调整药物剂量。如果您有任何不适或不确定如何避免过敏，请及时咨询医生或护士。我们会一直陪伴在您身边，确保您的健康。

【针对知识需求高的患者】荨麻疹好了以后，防止复发的关键是避免接触过敏原。

情况一（患者清楚自身过敏原）：您应避免接触您的过敏原。

情况二（患者不清楚自身过敏原，但住院期间做的过敏原筛查已提示过敏原种类）：经检查，您的过敏原是＊＊，您以后应该避免接触这类过敏原。

情况三（患者不清楚自身过敏原，但住院期间做的过敏原筛查未提示过敏原种类）：您是否知道您的过敏原是什么？如果您还不清楚您的过敏原，您可以养成写食物日记的习惯，记录每天的食物、药物、接触的物质及环境变化。一旦发生荨麻疹，可以根据记录查找可能的过敏原。如果两次接触同一种物质后都有发病，则高度怀疑该物质过敏，避免再次接触可减少复发。

此外，日常生活中要注意以下几点：①避免刺激，减少过冷、过热及日晒的刺激，避免热水烫洗，减少清洁剂、香皂、护肤品和化妆品的使用，减少搔抓。②保持生活规律，睡眠充足，精神愉快，规律饮食，避免辛辣刺激性食物，积极治疗胃肠及内分泌疾病，适度运动，加强营养，以提高自身机体免疫力。③改善消极情绪，保持心情愉悦。另外，药物方面，我们首选第二代非镇静抗组胺药，治疗有效后遵医嘱逐渐减少剂量，以达到有效控制风团作为标准，以最小剂量维持治疗。使用 1 ～ 2 周不能控制症状，更换抗组胺药种类 / 联合使用 / 增加剂量；症状若仍未改善，可尝试更换成雷公藤、环孢素、糖皮质激素，以及使用生物制剂或光疗。您需要定期复查，遵医嘱调整药物的种类和剂量。出院以后，如果您有任何不适或不确定如何避免过敏原，请及时咨询医生或护士。我们会一直陪伴在您身边，确保您的健康。

👍 【点评】

不良示范中的回答过于简单，没有详细解释如何识别过敏原，避免过敏原，也没有提供日常护理和药物治疗的具体建议，患者出院后的知识缺乏通常是慢性病复发或加重的一大重要原因。首先应该评估患者是否知晓自身过敏原，不知晓的患者应该告知，还未找出过敏原的患者应指导其识别过敏原的方法。正确示范中的回答详细且具体，针对不同患者的需求提供了适当的预防措施和建议，有助于患者正确理解和执行预防措施，减少荨麻疹的复发风险，保证护理的延续性，在出院前有效提升了患者的自我管理能力和应对能力。

💬 **问题 66.ICU 患者全身麻醉苏醒时，手势表达：护士，我多久可以拔管？（麻醉苏醒前气管插管行机械通气）**

【核心知识点】

体外循环心脏术后，常规行有创机械通气，拔管的时间取决于患者的恢复情况和医生的评估。过早拔管可能会导致血流动力学不稳定和呼吸道并发症。

【不良示范】

快了，你再坚持一会儿。

【正确示范】

【针对普通患者】我们会根据您的恢复情况来决定拔管的时间。请放心，我们会确保您的安全。

【针对知识需求高的患者】拔管的时间取决于您的循环稳定、呼吸功能恢复情况及医生的评估。我们会密切监测您的生命体征和各项呼吸参数，并在安全的情况下拔管。

【点评】

简单的回答可能会让患者感到不确定。详细解释拔管的决策过程，可以增加患者的信任感，并减少焦虑。

问题 67. 体外循环心脏术后，胸部正中切口，住 ICU 期间，患者问：护士，我躺久了可以侧身睡觉吗?

【核心知识点】

术后患者的体位调整需要考虑到伤口愈合，避免压迫。侧身睡觉可能增加伤口压力，造成疼痛，需要医生指导和护士协助。

【不良示范】

不可以，你必须平躺。

【正确示范】

【针对普通患者】侧身睡觉是可以的，但我们需要确保您的伤口不受压力。在医生的指导下，我们会帮助您安全地翻身和变换体位的。

【针对知识需求高的患者】侧身睡觉在术后恢复期间是可能的，但需要特别注意避免对胸部正中切口造成压力。我们会根据您的伤口愈合情况和医生的指导来安排合适的体位，并在翻身时提供必要的支持和保护。

【点评】

简单的禁止回答可能会让患者感到不适和限制。详细解释术后促进伤口愈合的注意事项和安全措施，可以帮助患者理解平躺的重要性，并减少对伤口的担忧。同时，提供个性化的护理指导可以增加患者的舒适度和满意度。

问题 68. ICU 患者拔管后问：护士，多久可以家属探视？

【核心知识点】

探视时间通常由医院政策和患者的病情决定。适当的探视可以帮助患者心理的恢复。

【不良示范】

等通知。

【正确示范】

【针对普通患者】我们会根据医院政策和您的恢复情况来安排家属探视。通常在您病情稳定后不久就可以。

【针对知识需求高的患者】探视时间由医院政策和您的病情决定。我们会在您病情稳定后尽快安排家属探视，并确保探视不会影响您的恢复。

【点评】

　　简单的回答可能会让患者感到孤独。详细解释探视的安排和考虑因素，可以增加患者的安全感。

问题69.ICU 患者早上医护查房时间: 护士，多久可以回病房呢?

【核心知识点】

　　转出 ICU 的时间取决于患者的病情稳定和医生的评估。适当的监护可以确保患者的安全和及时处理并发症。

【不良示范】

不确定。

【正确示范】

　　【针对普通患者】我们会根据您的恢复情况和医生的评估来决定何时转回普通病房。请放心，我们会尽快安排。

　　【针对知识需求高的患者】转出 ICU 的时间取决于您的病情稳定和医生的评估。我们会密切监测您的生命体征，并在安全的情况下尽快安排您转回普通病房。

【点评】

　　简单的回答可能会让患者感到不确定。详细解释转出 ICU 的决策过程，可以增加患者的信任感，缓解患者的焦虑情绪。

问题 70.ICU 患者拔管后问：护士，多久可以喝水?

【核心知识点】

拔管后饮水的时间取决于患者的恢复情况和医生的评估。需要确保患者的呼吸道已经稳定，并且吞咽功能正常，以避免误吸。过早饮水可能会导致误吸或呼吸困难。

【不良示范】

等等看，还没有到时间。

【正确示范】

【针对普通患者】拔管后，我们会根据您的呼吸和吞咽情况来决定何时可以喝水，以确保您的安全。

【针对知识需求高的患者】拔管后，我们需要确保您的呼吸道已经稳定，并且吞咽功能正常，以避免误吸。我们会密切监测您的恢复情况，逐步让您尝试喝水。这通常涉及评估您的呼吸稳定性、意识水平和吞咽反射。

【点评】

简单的回答可能会让患者感到不确定和焦虑。详细解释拔管后饮水的决策过程和安全考虑，可以帮助患者理解为什么需要等待，以及何时可以期待恢复饮水。这种沟通方式可以增加患者的信任感，并减少他们的焦虑。同时，确保患者了解每一步都是出于对他们安全和健康的考虑，可以增强护理工作的透明度和患者的满意度。

💬 问题 71.ICU 患者麻醉苏醒未拔管时间：我家属在哪里？

【核心知识点】

ICU 有特定的探视制度和时间限制，需要遵守，以维护病房环境和患者安全。家属的位置和探视安排对患者的心理健康和恢复有重要影响。

👨‍⚕️【不良示范】

他们不在这里，你不能见他们。

👨‍⚕️【正确示范】

【针对普通患者】您的家属非常关心您的状况，他们目前在外面等待探视时间。我们会尽快在允许的时间内安排他们进来见您。

【针对知识需求高的患者】您的家属非常关心您的状况，他们目前在外面等待探视时间。ICU 有特定的探视制度和时间限制，我们会遵守这些规定，并在合适的时间安排他们进来见您。同时，我们会保持与他们的沟通，比如电话或微信视频，确保他们了解您的最新状况，您放心吧。

👍【点评】

简单的回答可能会让患者感到孤独和不安。详细解释探视政策和家属的关心，可以增加患者的安全感。通过提供具体的探视安排和保持与家属的沟通，可以帮助患者感到被关心和支持，这对于他们的心理健康和身体恢复是非常重要的。此外，确保患者了解家属的关心和等待，可以减轻他们的焦虑，帮助更好地恢复。

💬 问题 72.ICU 患者麻醉苏醒未拔管时问：我手术做好了没?

【核心知识点】

术后患者可能因为麻醉药物的影响而记忆模糊，需要护士提供信息。护士需要确保提供的信息准确，同时安抚患者的情绪。

👨‍⚕️ 【不良示范】

你自己不知道吗？肯定做好了啊。

👨‍⚕️ 【正确示范】

【针对普通患者】是的，您的手术已经顺利完成了。您现在在 ICU 恢复中，我们会密切监测您的情况，确保一切正常。

【针对知识需求高的患者】是的，您的手术已经顺利完成了。由于您刚从麻醉中苏醒，可能会有些记忆模糊，这是正常的。我们会在这里持续监测您的恢复情况，待循环稳定，呼吸各项指标、肌力恢复后，尽早为您拔管的。

👍 【点评】

简单的回答可能会让患者感到不确定和焦虑。详细解释手术情况和恢复计划，可以帮助患者理解自己的状况，并减少不必要的担忧。同时，确保患者了解每一步都是出于对他们安全和健康的考虑，可以增强护理工作的透明度和患者的满意度。通过提供安慰和保证，护士可以帮助患者在术后恢复期间感到更加安心。

第二篇
进阶沟通

第一节 沟通理论与技巧

一、护士语言美的标准

1. 礼貌性

护士在与患者交流时，应始终使用礼貌用语，如"请""谢谢""对不起"等。例如，在为患者进行护理操作前，说"请您配合一下，我现在要为您进行一项检查"；操作结束后，说"谢谢您的配合"。礼貌性语言能让患者感受到被尊重，有利于拉近护患之间的距离。

2. 规范性

语言表达要准确、清晰、简洁，避免使用模糊、含混不清的词汇和专业术语。若必须使用专业术语，应及时向患者解释其含义。例如，对于"心电图"这样的术语，护士可以接着解释"这是一种通过仪器记录心脏电活动的检查，能帮助医生了解您心脏的工作情况"，确保患者能够理解。

3. 情感性

话语中要饱含关心和同情。当患者诉说病痛时，护士应用温柔且关切的语气回应，如"我能理解您现在的难受，我们会尽最大努力帮助您缓解痛苦"。这种富有情感的语言能给予患者心理上的安慰，增强患者对护士的信任。

4. 保护性

注意保护患者的隐私和自尊心。不随意在公开场合讨论患者的病情，对于可能会让患者感到难堪的问题应采用委婉的方式询问。比如，询问女性患者月经相关问题时，可以说"为了更好地了解您的身体状况，我想了解一下您最近一次月经是什么时候来的，方便告诉我吗"。

二、护理活动是护患沟通的基础

1. 护理操作中的沟通

在进行每一项护理操作如打针、输液、换药等时，护士要向患者详细说明操作的目的、过程及可能出现的感觉。例如，在进行静脉穿刺前，护士告知患者"我现在要为您扎针输液了，可能会有一点点刺痛，就像被蚊子叮一下，您别紧张，放松手臂就好"。这样的沟通能让患者提前做好心理准备，减少对操作的恐惧，同时也能增加患者对护理操作的配合度。

2. 病情观察中的沟通

护士在日常观察患者病情变化的过程中，与患者交流症状感受是必不可少的环节。通过询问患者"今天感觉身体有没有比昨天好一些？伤口还疼不疼？"等问题，一方面可以收集到准确的病情信息，另一方面可让患者感受到护士对其病情的关注，有利于强化护患之间的联系。

3. 生活护理中的沟通

协助患者进行生活护理如协助进食、洗漱、翻身等时，护士与患者的沟通能增进彼此的了解。在协助患者进食时，护士可以询问患者的饮食喜好，"您平时喜欢吃清淡一点儿还是口味重一点儿呢？今天的饭菜合不合您的胃口？"这种沟通不仅能满足患者的生活需求，还能提升患者的就医体验。

三、护患沟通的途径

1. 面对面沟通

这是最直接、最常用的沟通途径。护士在病房巡视、进行护理操作或与患者交流病情时，通过面对面的交谈，能观察到患者的表情、语气、肢体语言等非语言信息，从而能更全面地了解患者的需求和心理状态。例如，护士在与患者交流时，发现患者眉头紧皱、语气低落，可能提示患者存在焦虑情绪，需要进一步给予心理支持。

2. 电话沟通

常用于出院患者的随访。护士通过电话询问患者出院后的康复情况，如伤口愈合情况、药物服用情况等，同时为患者提供康复指导和健康咨询。例如，对于高血压出院患者，护士电话提醒其按时服药，并询问血压控制情况，告知患者饮食、运动等方面的注意事项。

3. 健康教育讲座

这是一种集体沟通途径。护士针对常见疾病的防治知识、康复护理方法等内容举办讲座，向患者及家属普及健康知识。在讲座过程中，设置互动环节，鼓励患者提问，解答患者的疑惑。例如，在糖尿病健康教育讲座中，护士讲解糖尿病的饮食控制、运动疗法等知识后，患者提问关于胰岛素注射的问题，护士现场进行解答和示范。

4. 书面沟通

对于一些听力障碍患者、语言不通患者或需要详细告知复杂信息时，书面沟通可发挥重要作用。护士可以通过写字板、宣传手册、健康指导单等方式与患者沟通。比如，为语言不通的外籍患者提供图文并茂的护理操作说明卡片，让患者明白即将进行的护理操作内容。

四、护患沟通中的伦理及法律问题

（一）伦理问题

1. 尊重患者自主权

护士在与患者沟通治疗方案、护理计划时，要充分尊重患者的自主决策权。向患者详细说明各种方案的利弊，让患者在知情的情况下作出选择。例如，对于是否进行某项手术，护士要将手术的必要性、风险、可能的并发症等信息如实告知患者，由患者自主决定是否接受手术。

2. 保护患者隐私

护患沟通中涉及患者大量的隐私信息，如病情、个人生活史等。护士有责任保护这些信息不被泄露。在病房等公共场合，避免大声谈论患者隐私；在使用电子病历系统时，注意信息安全，防止患者信息被不当获取。

3. 保持公正

对待所有患者应一视同仁，不论患者的身份、贫富、地位如何，都要给予同等的关心和护理服务。在资源分配、护理安排等方面，遵循公正原则，避免因偏见导致不公平对待。

（二）法律问题

1. 告知义务

护士有法律义务向患者告知病情、治疗方案、护理措施及可能存在的风险等信息。若未履行告知义务，导致患者权益受损，可能面临法律责任。例如，在使用某种新药前，护士未告知患者可能出现的不良反应，患者用药后出现严重不适，护士可能需要承担相应法律后果。

2.医疗文书记录

护理记录是护患沟通的书面体现，具有法律效力。护士要确保医疗文书记录准确、及时、完整。记录内容应真实反映与患者沟通的情况、护理操作过程及患者的病情变化等。错误或虚假的记录可能在医疗纠纷中对医院和护士不利。

五、回答患者复杂问题的技巧

1.认真倾听

当患者提出复杂问题时，护士首先要给予充分的时间让患者完整表达，不要中途打断。在倾听过程中，通过点头、眼神交流等方式表示在认真聆听，确保理解患者问题的核心。例如，患者询问关于自己多种慢性病相互影响及治疗方案调整的问题，护士应耐心听完，不遗漏关键信息。

2.确认问题

在患者表达完后，护士用自己的语言重复问题，向患者确认理解是否正确。如"您的意思是想了解高血压、糖尿病和冠心病这几种病之间是怎么相互影响的，以及当前治疗方案是否需要调整，对吗？"这样可以避免因误解问题而给出错误答案。

3.化繁为简

将复杂问题分解成几个简单的小问题，逐一进行解答。例如，对于上述患者的问题，护士可以先解释高血压、糖尿病和冠心病各自的病理机制，再说明它们之间相互影响的关系，最后针对治疗方案调整，从药物使用、生活方式改变等方面分别阐述。用通俗易懂的语言，结合生活实例进行解释，让患者更容易理解。

4.寻求协助

如果遇到自己确实无法准确回答的复杂问题，护士不要盲目猜测，应及时向医生、科室专家或其他有经验的同事请教，获取准确信息后再回复患者。例如，患者询问关于某种罕见病的最新治疗进展，护士在查阅资料后仍不确定，就应向专科医生咨询，然后将准确信息反馈给患者。

第二节　沟通实践

临床护理场景中，患者会抛出形形色色的问题，其中不乏常见却颇具难度的疑问。这些问题并非三言两语就能解释清楚，也不是依靠常规护理知识就能轻松应对的。例如患者询问多种复杂病情相互交织下的治疗优先级，或是对新型且昂贵的治疗手段存在诸多疑虑，又或是涉及跨学科的医疗护理知识的困惑。

面对这类问题，护士不仅要有深厚且全面的专业知识储备，涵盖医学、药学、护理学等多领域知识，以便能从多个角度剖析问题，还要具备强大的逻辑思维能力，将复杂问题抽丝剥茧。同时，沟通技巧在此时显得尤为关键。护士需要用精准且易懂的语言，把艰涩的医学原理和复杂的治疗方案讲明白，让患者理解。

在解答过程中，关注患者个体差异依旧重要。对于医学知识有一定了解的患者，护士可在专业层面深入探讨，满足其对深度信息的需求；对于普通患者，要巧妙运用比喻、实例等方式，将复杂概念简单化。而且，护士要敏锐察觉患者因难题未解而产生的焦虑、不安情绪，通过耐心倾听、温和回应以及关切的肢体语言，给予情感支持，稳定患者情绪。

接下来，我们将通过对一系列常见但有难度问题的分析，深入探讨护士在解答过程中应如何灵活运用沟通技巧，化解患者的困惑，构建更为坚实的护患信任桥梁。

问题 1. 留尿便的意义是什么？

【核心知识点】

尿液是血液经过肾小球滤过、肾小管重吸收和分泌后产生的终末代谢产物，它反映了机体内环境和肾的局部变化。通过尿液检查，医生可以评估肾和泌尿系统的健康状况，对于诊断疾病、评估病情变化、监测药物或毒物浓度及判断疾病预后都具有重要意义。

不同类型的尿液检查对尿液的留取有不同的要求：

1. 尿常规检查

通常要求留取清晨第一次尿液。因为晨尿比较浓缩，偏酸性，没有饮食因素的干扰，细胞成分多且完整，更容易发现尿液的异常。同时，为了最大限度降低尿液受污染风险，受检者在留尿时应弃去初始尿液部分，仅留取中段尿液，即中段尿。

2. 24 小时尿液检查

需要留取一天内所有的尿液，以了解 24 小时内尿液中各种成分（如蛋白、尿肌酐、电解质、尿酸等）的排泄情况。这对于各种原发或继发肾病、肾炎、痛风、多发结石或钙化等疾病的检查具有重要意义。

3. 尿培养检查

主要用于明确泌尿系统感染的病原学，对治疗有十分重要的指导意义。这类检查对尿液的留取有严格要求，需要避免污染，以确保检查结果的准确性。

此外，正确留取尿液标本还可以提高尿液检查的准确率，避免漏诊或误诊。因此，在进行尿液检查前，受检者应了解并掌握规范的尿液标本采集方式。

总的来说，留尿在医疗诊断和监测中具有不可替代的重要意义。

留便常规的意义在于以下几个方面：

1. 帮助诊断消化系统疾病

便常规是评估肠道健康的重要指标之一。通过分析便标本中的微生物群落及其他成分，医生可以了解肠道菌群的状况，从而有助于诊断多种消化系统疾病，如炎症性肠病、细菌性痢疾等。

2. 评估消化功能

便常规中的颗粒酶、脂肪、胆红素等物质的含量可以反映消化系统的正常功能。这些指标的检测有助于医生评估消化系统的吸收、分泌和排泄功能，从而帮助早期发现消化系统的隐匿性疾病。

3. 识别病原体感染

便常规检验可以检测到一些病原体，如细菌、寄生虫或病毒。通过便常规的检验，医生可以识别是否存在消化道感染，如细菌性腹泻、寄生虫感染等。这对于及时采取治疗措施、防止病情恶化具有重要意义。

4. 作为体检的常规项目

在定期体检或因病住院时，不论患者就诊于哪个科室，便常规检查都是必要的。它有助于医生全面了解患者的健康状况。

【不良示范】

可以评估肾和泌尿系统、消化系统的健康状况。

【正确示范】

【针对普通患者】尿液是血液经过肾小球滤过、肾小管重吸收和分泌后产生的终末代谢产物，它反映了机体内环境和肾的局部变化。通过尿液检查，医生可以评估肾和泌尿系统的健康状况，对于诊断疾病、评估病情变化、监测药物或毒物浓度及判断疾病预后都具有重要意义。便常规是评估肠道健康的重要指标之一。通过分析便标本中的微生物群落及其他成分，医生可以了解肠道菌群的状况，从而有助于诊断多种消化系统疾病，如炎症性肠病、细菌性痢疾等。

【针对知识需求高的患者】尿液是血液经过肾小球滤过、肾小管重吸收和分泌后产生的终末代谢产物，它反映了机体内环境和肾的局部变化。通过尿液检查，医生可以评估肾和泌尿系统的健康状况，对于诊断疾病、评估病情变化、监测药物或毒物浓度及判断疾病预后都具有重要意义。便常规是评估肠道健康的重要指标之一。通过分析便标本中的微生物群落以及其他成分，医生可以了解肠道菌群的状况，从而有助于诊断多种消化系统疾病，如炎症性肠病、细菌性痢疾等。便常规中的颗粒酶、脂肪、胆红素等物质的含量可以反映消化系统的正常功能。这些指标的检测有助于医生评估消化系统的吸收、分泌和排泄功能，从而帮助早期发现消化系统的隐匿性疾病。

【点评】

应该说清楚评估健康状况里的哪些方面。

💬 问题 2. 做细菌培养的意义是什么?

【核心知识点】

1. 明确致病菌类型

细菌培养是一种对细菌形态进行细菌学检验的方法,可以判断人体是否存在细菌感染性疾病。通过细菌培养,医生可以明确患者体内感染的病原菌类型,如肺炎链球菌感染、葡萄球菌感染、肠杆菌感染等。这对于疾病的诊断和治疗至关重要。

2. 指导抗生素的选择

在明确了致病菌类型后,医生可以根据细菌培养的结果和药敏试验的结果,选择对患者敏感的抗生素进行治疗。这样可以避免盲目使用抗生素,减少耐药性的产生,提高治疗效果。

3. 评估疾病预后

细菌培养的结果还可以帮助医生评估疾病的预后。如果细菌培养结果呈阳性,说明患者体内存在细菌感染,需要积极治疗。如果细菌培养结果呈阴性,说明患者体内可能没有细菌感染或者细菌感染已经得到控制,这对于医生判断患者的治疗反应和预后具有重要意义。

4. 提高诊断准确性

细菌培养是临床上判断是否有细菌感染、有什么细菌感染及用什么治疗非常好的而且非常准确的一种检验方法。相比其他检测方法,细菌培养具有更高的准确性和可靠性,可以为医生提供更为准确的诊断依据。

综上所述,留细菌培养对于明确致病菌类型、指导抗生素的选择、评估疾病预后及提高诊断准确性等方面都具有重要意义。因此,在临床工作中,医生会根据患者的具体情况和需求,建议患者进行细菌培养检查。

> 【不良示范】
>
> 明确致病菌类型。

【正确示范】

【针对普通患者】细菌培养能找出感染的病菌种类，帮医生选对药，让治疗更有效，好得更快。

【针对知识需求高的患者】细菌培养通过分离培养病原体，鉴定菌种并进行药敏试验，可明确致病菌类型，指导抗生素的选择，这样可以避免盲目使用抗生素，减少耐药性的产生，提高治疗效果。

【点评】

不单是明确致病菌类型，关键是明确后的治疗。

问题 3. 护士，我这个会留瘢痕吗?

【核心知识点】

是否会留下瘢痕，这取决于多种因素，包括但不限于伤口的类型、深度、处理方式及个人体质等。

一般来说，如果伤口较浅，只是表皮层或真皮浅层的损伤，且得到了妥善的处理，如及时清洁、消毒、适当缝合（如果需要）等，那么留下瘢痕的可能性相对较小。此时，伤口的愈合过程通常会比较顺利，皮肤组织能够较好地修复，形成瘢痕的可能性就较低。

然而，如果伤口较深，涉及真皮深层或皮下组织，甚至影响到了肌肉、骨骼等结构，那么留下瘢痕的可能性就会大大增加。此外，如果伤口处理不当，如感染、异物残留等，也会导致瘢痕的形成。

另外，个人体质也是影响瘢痕形成的重要因素。有些人由于遗传、内分泌、免疫等因素，皮肤修复能力较弱，即使伤口较浅也容易形成瘢痕。而有些人则皮肤修复能力较强，即使伤口较深也不一定会留下明显的瘢痕。

因此，作为护士，在处理伤口时应该尽可能做到规范、细致，以减少瘢痕形成的可能性。同时，对于患者而言，也应该积极配合医生的治疗和建议，做好伤口的护理工作。如果担心留下瘢痕，可以在伤口愈合后咨询专业医生或皮肤科医生，了解适合自己的抗瘢痕治疗方法和产品。

🧑‍⚕️【不良示范】

损伤较浅不会 / 会，但随时间推移会越来越浅，减轻瘢痕的方法也有很多种药物。

🧑‍⚕️【正确示范】

【针对普通患者】只是表皮层或真皮浅层的损伤，且得到了妥善的处理，不留瘢痕。如果伤口较深，涉及真皮深层或皮下组织，甚至影响到了肌肉、骨骼等结构，那么留下瘢痕的可能性就会大大增加。

【针对知识需求高的患者】只是表皮层或真皮浅层的损伤，且得到了妥善的处理，不留瘢痕。如果伤口较深，涉及真皮深层或皮下组织，甚至影响到了肌肉、骨骼等结构，那么留下瘢痕的可能性就会大大增加。个人体质也是影响瘢痕形成的重要因素。有些人由于遗传、内分泌、免疫等因素，皮肤修复能力较弱，即使伤口较浅也容易形成瘢痕。而有些人则皮肤修复能力较强，即使伤口较深也不一定会留下明显的瘢痕。务必减少阳光直射。

👍【点评】

对于患者而言，也应该积极配合医生的治疗和建议，做好伤口的护理工作。如果担心留下瘢痕，可以在伤口愈合后咨询专业医生或皮肤科医生，了解适合自己的抗瘢痕治疗方法和产品。

💬 问题 4. 静脉采血后，患者问：采血按压后发现注射部位青紫了，怎么回事？

【核心知识点】

1. 病因

采血后按压注射部位出现青紫，可能由多种原因引起。①按压不当：采血后按压时间不足或按压力度不够，导致局部血液渗出到皮下组织，形成青紫。②血管脆弱：部分患者血管壁较薄或凝血功能较差，采血后容易出现皮下出血。③按压位置错误：未按压在穿刺点上，导致穿刺点未被有效压迫而渗血。④采血技术因素：穿刺时损伤了血管壁或周围组织，增加了出血风险。

2. 处理方法

①冷敷：采血后 24 小时内可局部冷敷，减少皮下出血。②热敷：24 小时后可改为热敷，促进青紫吸收。③观察：若青紫范围较大或伴有疼痛，需要及时通知医生评估。

3. 预防措施

①按压时间应不少于 3～5 分钟，按压力度适中。②按压时需要覆盖穿刺点和针眼，避免揉搓。③对于凝血功能较差的患者，适当延长按压时间。

【不良示范】

没事，过几天就好了。

【正确示范】

【针对普通患者】别担心，这是比较常见的现象。采血后按压不够或者血管比较脆弱，可能会出现青紫。您现在可以冷敷一下，24 小时后可以热敷，过几天就会消退了。如果感觉不舒服，随时告诉我。

【针对知识需求高的患者】别担心，这是比较常见的现象。青紫可能是因为按压时间不够或者按压位置不准确，导致少量血液渗到皮下组织。另外，如果血管比较脆弱，也容易出现这种情况。您现在可以冷敷一下，24 小时内冷敷可以减少出血，24 小时后可以热敷，促进青紫吸收。如果青紫范围扩大或者有疼痛，建议及时通知医生。以后采血后按压时间要长一些，按压力度适中，这样可以减少青紫的发生。

【点评】

回答"没事，过几天就好了"过于敷衍，并增加患者疑惑；用简单易懂的语言安抚患者，同时给出具体建议，让患者明白如何处理。在安抚患者的基础上，详细解释了青紫的原因和处理方法，让患者了解采血后的注意事项，增强患者的信任感。

💬 问题 5. 皮肤烧伤感染后，伤口发红怎么办？

【核心知识点】

如皮肤烧伤后出现的伤口发红，可能是由于热损伤导致的皮肤炎症反应、感染性并发症、异物刺激、过敏性皮炎或系统性红斑狼疮等多种原因引起的。伤口发红大多数是炎症反应（红、肿、热、痛）的主要表现之一，一般建议尽快处理，如给予清洁消毒、使用消炎杀菌药物、保持伤口清洁干燥、避免搔抓和挤压、保持饮食清淡等，尤其注意观察是否出现发红持续、扩大，或出现肿胀、发热、脓液、疼痛加剧、发热等症状，应及时就医。

【不良示范】

没事儿，正常炎性反应。

【正确示范】

【针对普通患者】让我看一下伤口的情况可以吗？（患者可能打开伤口给护士查看）好的，身体有没有发热或伤口疼痛加剧等的情况呢？（患者可能回答没有）嗯，看起来伤口表面没有明显异常，之所以发红可能是受伤后正常的炎症反应导致，不需要太担心，继续给予规范治疗就可以，注意不要抓挠、挤压伤口，保持清淡饮食，避免辛辣刺激性食物等，都可以促进伤口愈合。

【针对知识需求高的患者】让我看一下伤口的情况可以吗？（患者可能打开伤口给护士查看）好的，身体有没有发热或伤口疼痛加剧等的情况呢？（患者可能回答没有）嗯，伤口发红一般可能是由于热损伤导致的炎症反应、感染、异物刺激、过敏性等多种原因引起的，您的伤口表面没有明显的脓液、臭味等，发红范围没有扩大，肢体没有明显的肿胀，之所以发红可能是受伤后正常的炎症反应导致，不需要太担心，继续给予规范治疗就可以，注意不要抓挠、挤压伤口，保持清淡饮食，避免辛辣刺激性食物等，都可以促进伤口愈合呢。

👍【点评】

　　患者因为知识缺乏，不明白伤口发红的科学原理，内心担忧发红是感染加重的表现，是可以理解的。护士此时如解释为"正常反应"，虽然可以缓解焦虑，但不利于发挥患者主观能动性，容易导致患者把异常的感染、过敏等异常征象也解读为"正常"，可能导致病情观察不及时，从而延误治疗，导致创面加深、感染扩散甚至引发败血症等严重后果。

💬 问题 6. 我没有糖尿病，为什么烧伤后血糖会升高?

【核心知识点】

　　烧伤后即使没有糖尿病，血糖升高也是常见的生理反应，主要与身体的应激机制有关。以下是详细原因:

1. 肾上腺素、去甲肾上腺素和皮质醇等应激激素释放

　　烧伤会激活交感神经系统，促使这些激素释放。它们能加速肝糖原分解为葡萄糖，并抑制胰岛素分泌，导致血糖上升。作为主要的应激激素，皮质醇会增加糖异生（肝脏将蛋白质、脂肪转化为葡萄糖），同时减少外周组织对葡萄糖的利用。

2. 胰岛素抵抗

　　烧伤引发的炎症反应（如细胞因子 IL-6、TNF-α 释放）会干扰胰岛素信号通路，使肌肉和脂肪细胞对胰岛素敏感性下降，葡萄糖难以被细胞吸收，导致血糖潴留。

3. 代谢需求增加

　　烧伤后组织修复需要大量能量，身体进入高代谢状态。虽然葡萄糖消耗增加，但应激激素的升糖作用更强，导致血糖升高。

4. 其他因素

　　出血脱水、治疗影响、感染等导致。烧伤导致体液丢失，血液浓缩可能使血糖检测值相对升高；静脉输注含糖液体或使用糖皮质激素类药物可能暂时影响血糖；感染会引起炎症反应，进一步影响糖代谢，导致血糖升高，感染还可能加重应激反应，使血糖持续处于高水平。

需要注意的是：血糖短期升高属于正常，为身体应对创伤的保护机制，通常随病情稳定而逐渐恢复。若血糖持续过高（如空腹＞7.8mmol/L 或随机＞11.1mmol/L），可能引发感染风险增加、伤口愈合延迟，需要医疗干预。

【不良示范】

没事儿，都是暂时反应。

【正确示范】

【针对普通患者】您的血糖值是多少呢？（患者诉说血糖值）好的，让我先看一下您的检查、治疗情况好吗？（快速查看患者所有相关病情信息，给出可能的推测和判断）您血糖比正常水平升高了 **mmol/L。受伤后应激反应、炎症刺激、脱水、高代谢状态等都可能引发血糖升高的，是正常的生理反应，后续我们会给您定时监测血糖状况，暂时性升高一般是不需要处理的，会随着您康复逐渐恢复。至于是否有糖尿病，需要在您伤口愈合后进一步排查看看。

【针对知识需求高的患者】您的血糖值是多少呢？（患者诉说血糖值）好的，让我先看一下您的检查、治疗情况好吗？（快速查看患者所有相关病情信息，给出可能的推测和判断）您血糖比正常水平升高了 **mmol/L。烧伤会引发身体的应激反应，交感神经系统兴奋会使肾上腺素、去甲肾上腺素皮质醇等应激激素释放，引起血糖升高；受伤后组织修复加速，身体会处于高代谢状态，诱发高血糖。其他诸如炎症刺激、脱水导致血液浓缩等都会产生影响。暂时性的血糖轻微升高都属于正常的生理反应，后续我们会给您定时监测血糖状况，一般是不需要处理的，会随着您康复逐渐恢复。至于是否有糖尿病，需要在您伤口愈合后进一步排查看看。

👍 【点评】

患者实际上一方面是担忧血糖升高影响康复，另一方面是恐惧自己真的罹患糖尿病，影响自己长期的生活质量。此时护士应首先给予个性化评估和专业解释，缓解患者对未知情况的焦虑和不安；其次告知医护团队会给予对症处理，协助其康复；最后告知其暂时性的血糖升高是身体的"自救"反应，不等同于糖尿病，如血糖持续异常，可以在愈合后给予进一步排查，体现出专业和负责的态度，增加患者的信任和理解。

💬 **问题 7. 护士，我怕打针，能改成吃药片吗？**

【核心知识点】

某些药物需要通过静脉注射来确保足够的生物利用度和快速的疗效，而口服药物可能因为消化系统的代谢作用而减少其效果。

🤕 【不良示范】

不行，医生开的就是注射。

👩‍⚕️ 【正确示范】

【针对普通患者】我理解您害怕打针的感受。有些治疗只能通过注射来实现最佳效果。我会尽量温柔地操作，减轻您的不适。如果您有严重的针头恐惧症，我们可以考虑咨询医生是否有其他治疗方案。

【针对知识需求高的患者】我理解您的担忧。一些药物需要静脉注射来确保其效果，有些药物只能通过注射给药，因为它们可能在胃酸中被破坏或无法吸收。我会尽量使注射过程温和舒适。我们需要根据您的病情和药物特性来选择最佳给药途径。我们可以和医生讨论您的担忧，并寻求最佳解决方案。

临床护患沟通技巧指导手册

【点评】

　　直接拒绝可能会增加患者的恐惧感，而提供选择的可能性和讨论的空间可以增强患者的参与感。护士在面对患者对打针的恐惧时，应展现出同情和理解，同时提供合理的解释和可能的替代方案。通过解释某些药物为何必须通过注射给药，护士不仅能够缓解患者的恐惧，还能教育患者关于治疗方案的重要性，从而增强患者的参与感和对治疗的接受度。

问题 8. 清晨护士给患者发药时，患者问：是马上吃，还是饭前？还是饭后吃呢？怎么早上的药这么多，能不能均匀分布一下？

【核心知识点】

　　药物的服用时间通常根据药物的性质和作用机制来确定。药物的分布需要遵循医嘱，以确保疗效和减少副作用。

【不良示范】

　　就这样，医生开的。

【正确示范】

　　【针对普通患者】不同的药物有不同的服用要求，我会告诉您每种药物的具体服用时间。早上的药物多，是因为这些药物需要空腹服用，以确保吸收。

　　【针对知识需求高的患者】药物的服用时间是根据药物的药代动力学和药效学来确定的。例如，某些药物空腹服用可以减少食物对其吸收的影响。我会详细解释每种药物的服用时间和原因，以确保疗效。

【点评】

　　简单的回答可能会让患者感到困惑。详细解释每种药物的服用时间和原因，可以帮助患者更好地遵守医嘱，并提高治疗依从性。

问题 9.烧烫伤后伤口起的水疱为什么越来越大？需要挑破吗？

【核心知识点】

烧烫伤后伤口起的水泡主要是因为皮肤损伤后组织液渗出，积聚在表皮和真皮层之间。伤后如果表皮完整，伤口处的组织液渗出，会在局部形成大小不等的水疱。烧烫伤按照损伤深度划分有三度四分法或四度五分法，前者较常用，从轻到重依次分为一度、浅二度、深二度、三度，理论上烫伤深度越深，水疱表皮越厚，水疱也越小，故可粗略认为大水疱为浅二度，小水疱为深二度。而烧烫伤后伤口床渗液速度以伤后 2 ～ 3 小时最快，8 ～ 12 小时达高峰，在伤后 36 ～ 48 小时渗出则会逐渐减少，开始回吸收过程。故水疱在伤后会表现为从无到有、从小变大的过程，是正常的生理病理变化过程。一般如水疱较小，通常无须挑破，保持清洁干燥，避免摩擦和压迫，水疱会自行吸收；若水疱较大或影响活动，建议由专业医护人员处理，可在无菌条件下挑破水疱并包扎。

【不良示范】

这是正常的，医生会看情况处理。

【正确示范】

【针对普通患者】能让我看一下水疱有多大吗？（查看患者伤口处水疱比较小）嗯，这么小的水疱是不用处理的。水疱看起来越来越大是因为皮肤损伤后渗出的体液积聚逐渐增多造成的。再看看您活动受不受影响，有没有感觉越来越疼？（让患者活动受伤处肢体，评估疼痛情况）如果水疱张力小、疼痛没有加剧而且不影响活动的话，是不需要挑破的。您需要保持清洁干燥，避免摩擦和压迫，水疱就会自行吸收。

【针对知识需求高的患者】能让我看一下水疱有多大吗？（查看患者伤口处水疱比较小）嗯，这么小的水疱是不用处理的。水疱看起来越来越大是因为皮肤损伤后渗出的体液积聚逐渐增多造成的。体液渗出在伤后 2 ～ 3 小时速度最快，8 ～ 12 小时达高峰，36 ～ 48 小时后渗出则会逐渐减少，开始回吸收过程。所以水疱在伤后会表现为从无到有、从小变大的过程，是正常的生理病理变化过程。再看看您活动受不受影响？（让患者活动受伤处肢体）如果水疱张力小、疼痛没有加剧而且不影响活动的话，是不需要挑破的。您需要保持清洁干燥，避免摩擦和压迫，水疱就会自行吸收。

👍【点评】

患者提问是担心病情进展或水疱过大会造成不良影响，或者对医生的早期处理有质疑。如护士直接回答"医生会看情况处理"，不但忽略了患者的诉求，也淡化了护士在病情观察、健康教育中应该发挥的作用。此时应根据患者个体情况，给予个性化评估，同时给予规范解答，体现出应有的权威性和专业性，缓解患者的焦虑，增加患者的信任和理解。同时告知患者出现哪些情况时是需要进行处理的，可以发挥患者的主观能动性，更好地做好护理配合。

💬 **问题10.我头面部烫伤了，为什么伤口越来越肿，眼睛都睁不开？**

【核心知识点】

头面部烫伤后伤口越来越肿，甚至眼睛都睁不开，这主要是由于头面部的特殊生理结构和烫伤后的病理反应所致。具体原因如下：

1.组织疏松与血管密集

头面部组织相对疏松，且血液循环丰富，烫伤后会造成局部比较明显充血和水肿。

2.毛细血管损伤

烧烫伤会直接损伤毛细血管，增加血管通透性，导致细胞间出现充血性水肿。

3.创面渗出

烫伤后，创面会渗出大量组织液，这些液体在局部积聚，进一步加重肿胀。

4.肿胀压迫

头面部肿胀严重时，会压迫眼睛周围的软组织，导致眼睛难以睁开。

5. 眼睑外翻　在严重烫伤的情况下，眼睑可能因肿胀而外翻，进一步阻碍眼睛的睁开。

【不良示范】

没事儿，正常的。

【正确示范】

【针对普通患者】我来看一看您肿胀的情况，受伤多久了呢？（患者回答受伤后多长时间）好的，根据您的回答，您现在正处于创面渗出、肿胀的高峰期，所以肿胀看起来是越来越明显的，这种变化是皮肤受损后的正常反应。那么受伤后当时眼睛可以睁开吗？（根据患者回答判断有无角膜损伤等情况）嗯，目前看起来睁不开眼睛是单纯肿胀压迫的缘故，现在需要配合治疗、用药，抬高头面部，保持清洁干燥，是可以有效减轻伤口的肿胀。等两天左右肿胀消退了，您的眼睛就能慢慢睁开了，不会影响视力的。

【针对知识需求高的患者】我来看一看您肿胀的情况，受伤多久了呢？（患者回答受伤后多长时间）好的，根据您的回答，您现在正处于创面渗出、肿胀的高峰期（伤后 8～12 小时），加上头面部本身组织疏松、血供丰富，渗出也会比其他部位多，肿胀看起来是越来越明显的，这是皮肤受损后的正常反应。而肿胀会压迫眼睛周围的软组织，所以会出现睁眼困难甚至眼睑外翻的情况。您现在需要做的就是配合治疗、用药，抬高头面部，保持清洁干燥。这样做可以有效减轻伤口的肿胀。等两天左右肿胀消退了，您的眼睛就能慢慢睁开了，不会影响视力的。

【点评】

患者提出问题主要是担忧肿胀持续加重，或恐惧烧伤或肿胀会对眼睛功能造成长期影响。只回答"没事的，正常"会让患者产生被漠视、敷衍的感受。所以分层做好专业解释的同时，还应让其明白，"失明"是暂时的，不会对视物功能造成长久的影响，缓解患者的紧张情绪和心理压力。最后告知患者促进肿胀消退的方法，可以有效提升患者的依从性。

问题11.护士,我刚才太渴了没忍住喝了杯水,等会儿手术怎么办?

【核心知识点】

若是局部麻醉,喝少量水对于患者本身没有太大影响,手术过程中也不会出现不良反应,一般无须过度注意。若是全身麻醉,注射麻药后就会导致患者出现恶心呕吐,甚至腹胀的症状,患者若进行手术可能会使遗留在胃部的水被吸入肺部,危及患者生命安全。建议患者在医生的指导下推迟进行手术。

【不良示范】

没事儿。

【正确示范】

【针对普通患者】（局部麻醉患者）您是局部麻醉,对饮食饮水没有特别要求,不要紧张。（全身麻醉患者）能给我看下您喝水的杯子吗?（患者展示容量200ml左右的杯子）您刚才是喝了这个杯子一杯是吗?（患者说是）您先别急,我向医生汇报一下,听医生的建议安排。

【针对知识需求高的患者】（局部麻醉患者）您是局部麻醉,对饮食饮水没有特别要求,不要紧张,可以正常手术。（全身麻醉患者）能给我看下您喝水的杯子吗?（患者展示容量200ml左右的杯子）你刚才是喝了这个杯子一杯是吗?（患者说是）,全身麻醉的患者注射麻药后就会导致其出现恶心呕吐,甚至腹胀的症状,若进行手术可能会使遗留在胃部的水被吸入肺部,严重时可危及生命安全。您先别急,我向医生汇报一下,具体手术咱们听从医生的建议和安排。

【点评】

回答"没事儿"虽说可能是正常答案,但是会给患者敷衍、不重视的感觉。患者提问实际上是心里有担忧,害怕喝水对手术有影响。护士首先告知局部麻醉不影响,全身麻醉时再询问喝水的量,这既是判断的依据,也能让患者感受到护士对其的重视。同时告知医生进行判断。至此,根据患者的日常表现，对其分层，给予不同程度的专业知识解释，可在患者面前树立专业和权威的形象，有助于增加患者的依从性。最后，通过解释全身麻醉术前喝水的危害，让患者感受到遵医嘱的重要性。

💬 问题 12. 护士，我刚刚没听你们的话，手术后回来后，刚刚偷喝了一小口水，怎么办？

【核心知识点】

麻醉使患者各项生理机能紊乱，特别是胃肠道，过早的饮食可能造成患者呕吐、恶心以及腹胀等不良反应，也存在由于误吸而造成窒息的可能。

【不良示范】

不可以。

【正确示范】

【针对普通患者】一小口水大概有多少毫升呢？（患者可能回答多少毫升）不可以喝水，因为麻醉药还没有代谢完，现在喝水可能导致呛咳和误吸，对身体损害更大。

【针对知识需求高的患者】一小口水大概有多少毫升呢？（患者可能回答多少毫升）不可以喝水，因为麻醉药还没有代谢完，胃肠功能和身体各机能还没有恢复，现在喝水可能导致呛咳和误吸，对身体损害更大。刚喝了一小口水，现在有没有觉得哪里不舒服吗？（患者回答没有）我们再观察一下身体有没有不适，没有不适就先不用担心，暂时没什么影响，如果有不适我们再对症处理。后面可不能再喝了啊，如果觉得口渴的话可以用黄瓜薄片敷于口唇上，可湿润口唇，黄瓜片散发甘甜的清香气味还能刺激分泌唾液，从而缓解口干症状。

👍【点评】

　　回答"不可以"虽说可能是正常答案，但是会给患者敷衍、生硬的感觉。患者提问实际上是心里有担忧，害怕喝水影响身体。护士首先询问一小口水有多少毫升，这既是判断的依据，也能让患者感受到护士对其的重视。经过判断没有影响，直截了当告诉患者结果，可以迅速消除其担忧心理。至此，根据患者的日常表现，对其分层，给予不同程度的专业知识解释，可在患者面前树立专业和权威的形象，有助于后续护理工作的开展。最后，通过再次宣教，让患者再次感受到重视。

💬 问题 13. 我烧伤后感觉特别口渴，为什么不让我喝白开水？

【核心知识点】

　　烧伤会导致大量电解质（如钠、钾等）通过创面流失，不但影响细胞内外的渗透压平衡，还可能导致有效血容量降低甚至发生低血容量性休克。白开水中含有的电解质成分较少，大量饮用白开水但不补充电解质，会导致体内钠盐浓度相对降低，引发水电解质紊乱，严重时甚至可能出现水中毒，表现为血浆渗透压降低、脑水肿等多种并发症。宜小量频服，成年人每次量不宜超过 200ml，过多过急可诱发呕吐、腹胀，甚至急性胃扩张。呕吐频繁、并发胃潴留或已发生休克，应选用静脉补液，给予液体复苏。对于轻度脱水，可以通过口服补液盐来补充丢失的电解质和水分。

【不良示范】

你的医嘱是禁饮食，就是不能喝水的。

【正确示范】

　　【针对普通患者】口渴症状是烧伤后常见的身体代偿反应，原因是有效血容量不足，需要进行补液治疗。但白开水中含有盐分比较少，不适合用来补充体液。如果大量饮用容易诱发恶心、呕吐、腹胀等胃肠道不适，还会加重水肿、影响伤口愈合。现在正在给您通过静脉补充体液，等血容量补足以后，口渴的感觉就会减轻了。

【针对知识需求高的患者】您现在处于体液渗出期，表现为血容量相对不足，出现口渴症状，这是常见的身体代偿反应。但白开水中含有的电解质成分比较少，容易使细胞外液低渗，加重电解质紊乱，甚至并发水中毒、脑水肿。如果大量喝白开水容易诱发恶心、呕吐、腹胀等胃肠道不适的症状，还会加重水肿、影响伤口愈合。现在正在给您通过静脉补充体液，等血容量补足以后，口渴的感觉就会减轻了。

👍【点评】

患者提问是因为强烈的口渴带来明显生理上的不舒适，对于不让喝水的治疗措施有不理解甚至否认的感受。此时如护士简单说明是医嘱要求，无疑是转嫁责任，加重患者的不理解，甚至心理上的委屈和痛苦。所以首先护士应阐明口渴的生理原因，其次是表述白开水不适合补液治疗的原因以及会给患者带来哪些不良影响，最后告知患者现在医护人员正在积极施治，口渴症状会逐渐得到有效缓解，为患者继续忍耐不适提供希望和心理动力。

💬 **问题 14. 一天都在测血压，血压正常还要测，可不可以不用测那么勤？**

【核心知识点】

高血压定义为在未使用降压药物的情况下，非同日 3 次测量血压，收缩压 ≥ 140mmHg 和（或）舒张压 ≥ 90mmHg。

每日测量血压不只是为了记录血压、心率变化，其真正价值是通过血压和脉率变化洞察心脏适应性的变化。正常人体的血压在一天中的波动规律呈潮汐样，这种波动通常呈现双峰一谷的波形，类似于一个勺子的形状，因此也被称为"杓型血压"。血压高峰，第一个高峰，通常在清晨 6 ～ 8 点出现，这是一天中的第一个血压高峰。第二个高峰，出现在下午 4 ～ 8 点，这个高峰的血压通常低于第一个高峰。血压低谷,第一个低谷,出现在凌晨2～3点,是全天血压最低的时段。第二个低谷,在上午8～9点出现,此时血压逐渐上升。

这种血压的波动模式有助于人体适应昼夜的生理变化,保护心血管结构和功能。然而,某些情况下,如不规律的生活方式、不适当的药物使用等,可能导致血压波动异常,增加心脑血管疾病的风险。住院患者的疾病状态、用药情况、情绪波动、饮食、运动代谢、睡眠质量等因素的单一或综合作用,会造成血压突然升高或降低。长期波动可能会导致心脏适应性机制发生变化。血压监测是为了确保治疗精准性和有效性,帮助医生及时调整治疗方案。基于血压的节律规律通常血压监测时间为以下节点:早上醒来,尚未起床时测量,这个时间的血压数值较为准确,能够反映患者的基础血压水平。上午8～10点或者午后2～6点再测量一次,这个时间段是血压的自然高峰期,可以帮助了解一天中血压的最高峰。睡觉前再测量一次,这有助于评估夜间血压的情况,以及观察降压药的效果是否持续至夜间。

【不良示范】

不可以。

【正确示范】

【针对普通患者】正常人体的血压在一天中的波动规律呈潮汐样。这种波动通常呈现双峰一谷的波形,类似于一个勺子的形状,因此也被称为"杓型血压"。基于正常血压的节律变化我们通常会给您进行一天多次的监测。由于您在住院期间的疾病状态、用药情况、情绪波动、饮食、运动代谢、睡眠质量等因素的单一或综合作用,这些因素可能会造成血压突然升高或降低。所以,虽然您的血压目前是正常的,但为了确保治疗精准性和有效性,帮助医生及时调整治疗方案,我们还是会为您持续监测血压。

【针对知识需求高的患者】正常人体的血压在一天中的波动规律呈潮汐样。这种波动通常呈现双峰一谷的波形,类似于一个勺子的形状,因此也被称为"杓型血压"。血压高峰,第一个高峰,通常在清晨6～

8点间出现，这是一天中的第一个血压高峰。第二个高峰，出现在下午4～8点，这个高峰的血压通常低于第一个高峰，血压低谷：第一个低谷，出现在凌晨2～3点，是全天血压最低的时段。第二个低谷，在上午8～9点出现，此时血压逐渐上升。这种血压的波动模式有助于人体适应昼夜的生理变化，保护心血管结构和功能。基于正常血压的节律变化我们通常会给您进行一天多次的监测。由于您在住院期间的疾病状态、用药情况、情绪波动、饮食、运动代谢、睡眠质量等因素的单一或综合作用，这些因素可能会造成血压突然升高或降低。所以，虽然您的血压目前是正常的，但为了确保治疗精准性和有效性，帮助医生及时调整治疗方案，我们还是会为您持续监测血压。

👍 **【点评】**

患者提出疑问是希望得到合理的解释和关注，简单生硬的"不可以"会让患者觉得自己的需求被忽视，没有得到应有的尊重，从而产生不满情绪。这种回答方式可能会使患者对护理服务质量产生负面评价，影响患者在医院的整体就医体验，降低患者对医院的满意度。患者不理解频繁测量血压的必要性，仅被告知"不可以"减少测量频率，可能会产生抵触心理，在后续的血压测量中故意不配合，如不按时测量、不提供准确数据等。患者的不配合会导致医护人员无法及时、准确地掌握患者的血压变化情况，从而影响对病情的判断和治疗方案的调整，最终影响患者的治疗效果。良好的护患关系是建立在相互理解和信任的基础上，简单的回答无法让患者理解医护人员的意图，会使患者对护士的信任度降低，破坏护患之间的信任基础。当患者的不满和抵触情绪积累到一定程度时，可能会引发护患之间的冲突，影响正常的医疗秩序，也会给护士和患者双方都带来不必要的困扰。

基于诊室血压的血压分类和高血压分级（mmHg）

分类	收缩压		舒张压
正常血压	＜120	和	＜80
正常高值	120～139	和（或）	80～89
高血压	≥140	和（或）	≥90
1级高血压（轻度）	140～159	和（或）	90～99
2级高血压（中度）	160～179	和（或）	100～109
3级高血压（重度）	≥180	和（或）	≥110
单纯收缩期高血压	≥140	和	＜90
单纯舒张期高血压	＜140	和	≥90

注：当收缩压和舒张压分属于不同级别时，以较高的分级为准。引自《中国高血压防治指南（2024年修订版）》。

💬 问题 15. 查房时，护士询问患者今日感觉如何，患者表示今天总体感觉良好，且提到昨天吃了药后睡眠有所改善。

【核心知识点】

护士在查房时询问患者的感觉是日常医疗工作中的重要环节，有助于了解患者的病情变化及治疗效果。患者的反馈对于护士评估治疗效果、调整治疗方案具有重要意义。

🧑【不良示范】

哦，那不错啊，继续吃药吧。

👨‍⚕️【正确示范】

【针对普通患者】听到您今天感觉总体蛮好，而且昨天吃了药后睡眠也有所改善，我很高兴。这说明我们的治疗方案对您是有效的。请您继续按时服药，并注意观察身体的变化。如果有任何不适或疑问，请随时告诉我。

【针对知识需求高的患者】您提到今天总体感觉良好，且昨天服药后睡眠有所改善，这是非常积极的信号。我们的治疗方案似乎正在发挥作用，帮助您恢复健康。不过，我还是要提醒您，药物的效果可能因人而异，我们需要继续观察并评估。同时，保持良好的生活习惯和心态对于康复也非常重要。如果您有任何关于病情或治疗的疑问，欢迎随时与我交流。

👍【点评】

不良示范的回答过于简单，缺乏对患者病情的深入了解和关心，也没有给出进一步的建议或指导。而正确示范的回答则体现出了医生对患者的关心和关注，既肯定了治疗效果，又给出了继续观察和按时服药的建议，同时还针对知识需求高的患者提供了更多关于病情和治疗的信息，有助于增强患者的信任感和安全感。

💬 **问题 16：查房时，护士询问患者服用结核药后今日感觉如何，患者反馈皮肤痒且起疹子，认为这个药物不行。**

【核心知识点】

药物不良反应是指在正常用法用量下，出现的与用药目的无关或意外的有害反应。皮肤痒和起疹子是药物不良反应中常见的过敏症状。对于结核病患者，抗结核药物是治疗的关键，但某些药物可能会引起过敏反应。当患者出现此类症状时，医生需要及时评估并采取相应措施。

【不良示范】

哦，皮肤痒、起疹子了啊，那可能是你对这药有点过敏，先忍忍吧，等病治好了再说。

【正确示范】

【针对普通患者】非常抱歉听到您服药后出现皮肤痒和起疹子的症状，这可能是药物的不良反应。我们会立即停止使用这种药物，并为您更换其他抗结核药物。同时，我们会给您开一些抗过敏的药物，以缓解您的不适。请您放心，我们会密切关注您的病情变化，确保治疗的安全和有效。

【针对知识需求高的患者】您提到的皮肤痒和起疹子，我们初步判断为药物的不良反应。结核药物中某些成分可能会引起过敏反应，这在临床上并不罕见。我们已经决定停止您当前服用的药物，并为您重新制订抗结核治疗方案，确保既有效又安全。同时，我们会进行一些必要的检查，如血常规、肝功能等，以评估药物对您身体的其他影响。在治疗过程中，如果您有任何疑问或不适，请随时告诉我们。

【点评】

不良示范的回答缺乏对药物不良反应的足够重视和及时应对措施，可能会加重患者的不适和疑虑。而正确示范的回答则体现出了医生的专业素养和人文关怀，既及时识别了问题，又给出了具体的解决方案，并承诺会持续关注患者的病情变化，有助于增强患者的信任感和安全感。

问题 17.ICU 患者问：这个药物是做什么的，有什么作用？（常用的有西地兰、呋塞米、头孢类药物等）

【核心知识点】

西地兰是一种心脏糖苷类药物，具有正性肌力、负性频率的作用，用于治疗心力衰竭和某些心律失常。呋塞米是一种利尿药，用于帮助排除体内多余的水分和盐分，减轻水肿。头孢类药物是一类广谱抗生素，用于治疗由细菌引起的各种感染。

【不良示范】

医生开的，吃了就行。

【正确示范】

【针对普通患者】西地兰帮助加强心脏的收缩力，呋塞米帮助排出多余的水分，减轻身体的水肿，而头孢类药物是用来对抗感染的。这些药物都是为了帮助您恢复健康。

【针对知识需求高的患者】西地兰是一种心脏糖苷类药物，它可以帮助改善心力衰竭症状和某些类型的心律失常。呋塞米是一种利尿药，它通过增加尿液的产生来帮助排除体内多余的水分和盐分，这对于减轻水肿和降低血压很有帮助。头孢类药物是一类抗生素，它们用于治疗由细菌引起的感染，如肺炎、尿路感染等。这些药物的选择是基于您的具体病情和治疗需要，以确保您能够获得最佳的治疗效果。

【点评】

简单的回答可能会让患者感到被忽视。详细解释药物的作用和治疗目的，可以帮助患者更好地理解治疗方案，并增加他们对治疗的信任感。通过提供这种解释，护士展现了对患者病情的关心和对治疗细节的关注，这有助于建立患者的信任，并促进患者对治疗计划的遵守。

💬 **问题 18. 打了胰岛素会产生依赖，以后就要一直打了?**

【核心知识点】

糖尿病是由遗传和环境因素共同作用而引起的一种以慢性高血糖为特征的代谢性疾病。因胰岛素分泌和(或)作用缺陷导致碳水化合物、蛋白质、脂肪、水和电解质等代谢紊乱。随着病程延长，可出现眼、肾、神经、心脏、血管等多系统损害。重症或应激时还可发生酮症酸中毒、高渗高血糖综合征急性代谢紊乱。

胰岛素是我们人体胰腺中胰岛 B 细胞分泌的生理激素，它是体内唯一能降低血糖的激素，有促进糖原、脂肪和蛋白质合成等方面的作用。胰岛素是我们人体内本就存在的，正常人体会根据血糖水平自动调节胰岛素的分泌，无论是否为糖尿病患者，胰岛素是人体的必需品。糖尿病患者由于其胰岛功能不同程度受损，体内分泌的胰岛素出现绝对或者相对缺乏，葡萄糖不能有效被组织利用，所以血糖增高，这时外源性胰岛素的补充可以帮助人体降低血糖。一些患者需要长期注射胰岛素是因为自身分泌胰岛素的功能很差或合并严重的并发症，需要补充外源性胰岛素以尽早地控制高血糖，防止糖尿病并发症的发生发展。因此，长期使用胰岛素是疾病治疗所需，并不是因为使用了胰岛素后形成了药物依赖或是上瘾了才需要一直使用的。部分 2 型糖尿病患者早期短期运用胰岛素治疗，使得体内胰岛细胞得以"休息"，可显著改善胰岛 B 细胞功能和胰岛素敏感性，甚至经过早期积极的干预，相当一部分的 2 型糖尿病存在可逆性。因此也并不是一旦用了胰岛素就不能停药，短期胰岛素强化治疗可在较短时间内缓解高糖毒性，有助于改善胰岛功能，改善预后。待病情改善后，可以视病情逐渐转换为口服药。

👤【不良示范】

不会的。

【正确示范】

【针对普通患者】您别担心，胰岛素是我们人体内本就存在的，正常人体会根据血糖水平自动调节胰岛素的分泌，无论是否为糖尿病患者，胰岛素是人体的必需品。糖尿病患者由于其胰岛功能不同程度受损，体内分泌的胰岛素出现绝对或者相对缺乏，葡萄糖不能有效被组织利用，所以血糖增高，这时外源性胰岛素的补充可以帮助人体降低血糖。一些患者需要长期注射胰岛素是因为自身分泌胰岛素的功能很差或合并严重的并发症，需要补充外源性胰岛素以尽早地控制高血糖，防止糖尿病并发症的发生发展。因此，长期使用胰岛素是疾病治疗所需，并不是因为使用了胰岛素后形成了药物依赖或是上瘾了才需要一直使用的。

【针对知识需求高的患者】您别担心，胰岛素是我们人体胰腺中胰岛 B 细胞分泌的生理激素，它是体内唯一能降低血糖的激素，有促进糖原、脂肪和蛋白质合成等方面的作用。胰岛素是我们人体内本就存在的，正常人体会根据血糖水平自动调节胰岛素的分泌，无论是否为糖尿病患者，胰岛素是人体的必需品。糖尿病患者由于其胰岛功能不同程度受损，体内分泌的胰岛素出现绝对或者相对缺乏，葡萄糖不能有效被组织利用，所以血糖增高，这时外源性胰岛素的补充可以帮助人体降低血糖。一些患者需要长期注射胰岛素是因为自身分泌胰岛素的功能很差或合并严重的并发症，需要补充外源性胰岛素以尽早地控制高血糖，防止糖尿病并发症的发生发展。因此，长期使用胰岛素是疾病治疗所需，并不是因为使用了胰岛素后形成了药物依赖或是上瘾了才需要一直使用的。部分 2 型糖尿病患者早期短期运用胰岛素治疗，使得体内胰岛细胞得以"休息"，可显著改善胰岛 B 细胞功能和胰岛素敏感性，甚至经过早期积极的干预，相当一部分的 2 型糖尿病存在可逆性。因此也并不是一旦用了胰岛素就不能停药，短期胰岛素强化治疗可在较短时间内缓解高糖毒性，有助于改善胰岛功能，改善预后。待病情改善后，可以视病情逐渐转换为口服药。

👍【点评】

　　患者对胰岛素依赖存在担忧，是源于对糖尿病治疗和胰岛素作用机制的不了解。简单回答不能提供科学依据，无法从根本上消除患者的疑虑，患者可能依然对使用胰岛素心存顾虑。由于没有得到满意的答复，患者可能会反复询问相同问题，或向其他医护人员、病友打听，不仅增加了医护人员的工作量，也可能因获取到不准确的信息而更加困惑。患者可能因未获得充分的信息，担心胰岛素依赖而拒绝使用胰岛素，导致血糖控制不佳，进而引发各种并发症，严重影响患者的身体健康和生活质量。部分患者可能表面上接受了胰岛素治疗，但由于内心的担忧，在使用过程中不按照医嘱规范用药，如自行减少剂量、随意停药等，影响治疗效果。患者会觉得护士没有认真对待自己的问题，或者认为护士专业水平不足，无法给出合理的解释，从而对护士及整个医疗团队的信任度降低。当患者因对胰岛素治疗的误解而出现治疗效果不佳或其他问题时，可能会将责任归咎于医护人员，进而引发医患矛盾和纠纷。

💬 问题 19. 护士，降压药是空腹吃好一些还是餐后吃好一些？

【核心知识点】

　　根据《中国高血压防治指南（2024 年修订版）》，我国常用降压药可分为以下几类。①钙通道阻滞剂（CCB）：氨氯地平、非洛地平、西尼地平、硝苯地平、尼群地平；②血管紧张素转换酶抑制剂（ACEI）：依那普利、福辛普利、赖诺普利、培哚普利、咪达普利；③血管紧张素受体阻滞剂（ARB）：氯沙坦、缬沙坦、厄贝沙坦、替米沙坦、奥美沙坦；④噻嗪类利尿剂：氢氯噻嗪、吲达帕胺；⑤β受体阻滞剂：美托洛尔、比索洛尔、阿替洛尔、拉贝洛尔、普萘洛尔。⑥血管紧张素受体脑啡肽酶（ARNI）。消库巴曲缬沙坦钠。

　　药物的服用时间与生物钟节律、药物与食物的相互作用、药物的半衰期、药物的剂型等有关。

　　每种药物因特性不同，所规定的服用时间也不同。

1. 血管紧张素转换酶抑制药（ACEI）

卡托普利和培哚普利：应在餐前 1 小时服用，因为食物会影响药物的吸收。

其他 ACEI：食物对其吸收影响较小，可在餐前、餐中或餐后服用。

2. 血管紧张素受体拮抗剂（ARB）

缬沙坦和替米沙坦：食物可减少其吸收量，但不影响临床疗效。

其他 ARB：服药时间与进食无关。

3. 钙通道阻滞剂（CCB）

西尼地平：容易引起消化道不良反应，建议在餐后服用。

其他 CCB：不受食物限制，可在餐前或餐后服用。

4. β 受体拮抗剂

普萘洛尔：与食物同服可增加其生物利用度，建议空腹或随餐服用。

美托洛尔：建议在空腹时服用，以减少不良反应。

5. 利尿剂

氢氯噻嗪和螺内酯：建议在餐中或餐后服用，以减少夜尿。

6. α₁肾上腺素受体拮抗剂

特拉唑嗪：建议睡前服用，以减少体位性低血压的风险。

阿夫唑嗪：建议晚饭后服用，以增加药物的吸收。

总的来说，降压药的服用时间应根据药物的特性和个体的血压模式来确定。建议在医生的指导下选择最适合自己的服药时间，以达到最佳的降压效果。

【不良示范】

都行。

【正确示范】

【针对普通患者】您好，一般情况下对于多数长效降压药，如氨氯地平、厄贝沙坦等，其吸收通常不受食物影响，每天只需固定时间服用一次，早上起床后空腹服用较为方便，有利于控制清晨血压高峰。但如果空腹服用有胃肠道不适等不良反应，也可改为餐后服用。对于短效降压药，如卡托普利等，一般建议空腹服用，因为食物可能会影响其吸收，降低药物的生物利用度，进而影响降压效果。此外还有一些特殊情况：α₁肾上腺素受体拮抗剂如特拉唑嗪等，首次服用时为避免出现体位性低血压等不良反应，一般建议睡前服用，可在晚餐后少量进食后服用，不宜空腹服用；利尿剂如呋塞米、氢氯噻嗪等，一般建议早晨餐后服用，以减少夜间排尿次数，避免影响睡眠，同时可减轻胃肠道刺激。总的来说，降压药的服用时间需要根据您使用的药物种类、个体情况等综合决定。

【针对知识需求高的患者】您好，一般情况下对于多数长效降压药，如氨氯地平、厄贝沙坦等，其吸收通常不受食物影响，每天只需在固定时间服用一次，早上起床后空腹服用较为方便，有利于控制清晨血压高峰。但如果空腹服用有胃肠道不适等不良反应，也可改为餐后服用。对于短效降压药，如卡托普利等，一般建议空腹服用，因为食物可能会影响其吸收，降低药物的生物利用度，进而影响降压效果。此外还有一些特殊情况，α_1肾上腺素受体阻滞剂如特拉唑嗪等，首次服用时为避免出现体位性低血压等不良反应，一般建议睡前服用，可在晚餐后少量进食后服用，不宜空腹服用；利尿药如呋塞米、氢氯噻嗪等，一般建议早晨餐后服用，以减少夜间排尿次数，避免影响睡眠，同时可减轻胃肠道刺激。总的来说，降压药的服用时间需根据您使用的药物种类、个体情况等综合决定。

👍【点评】

患者希望得到专业、准确的服药指导，护士"都行"的回答不能满足其需求，患者会对如何正确服药感到困惑，不知道到底怎样服用才是最有利的。患者可能会担心自己选择的服药时间不对，影响治疗效果，从而产生焦虑情绪，不利于病情恢复和心理健康。

💬 问题 20. 病房巡视宣教时，患者问：护士，我的尿管里面的尿液为啥不流了？管子里面有断断续续的空气，怎么办？

【核心知识点】

尿管里尿液不流并有断断续续的空气可能是由以下原因引起的：

1. 尿管堵塞

尿液浑浊或有杂质、血块、小结石等堵塞尿管，阻碍尿液流动。而空气可能是在堵塞后，因为某些体位变化或者管道内压力改变趁机进入的。

2. 空气进入

在插导尿管时空气进入导尿管，或者导尿管连接部位松动导致空气进入，空气占据部分空间，阻碍尿液流动。

3. 尿路感染

某些感染如产气荚膜杆菌感染，会导致尿液中产生气体，从而在导尿管中形成气泡。

4. 膀胱痉挛

膀胱痉挛时，膀胱肌肉会不自主地收缩，这可能会导致尿管堵塞或间歇性地阻止尿液流出，并且这种收缩可能会改变尿管内的压力，使空气进入尿管。另外，如果患者的尿道与尿管型号不匹配，尿管周围有间隙，也可能导致空气进入，同时影响尿液引流。

5. 导尿管位置不当

导尿管移位或气囊破裂，影响尿液的正常引流，同时也使外界空气有机会进入尿管。

6. 引流装置问题

比如引流袋位置过高，不符合引流的压力要求，或者引流装置的某个接口松动、密封性不好，导致空气进入，影响了尿液正常引流。

如果出现以上情况，建议尽快联系医护人员，根据具体情况采取相应的处理措施，如调整导尿管位置、排出空气、冲洗尿管或更换导尿管等，以恢复尿液的正常引流。

【不良示范】

没事儿。

【正确示范】

【针对普通患者】我来看看现在的尿管管路情况，（轻轻挤压尿管和尿袋连接的部位，若通畅）好的，这个尿管尿液不流可能是因为尿液中有沉淀物、组织碎屑或血块等堵塞了尿管，您可以尝试轻轻挤压尿管和尿袋连接的部位，通过负压排出一些小的堵塞物。尿管内的空气可能是因为在插导尿管时空气进入导尿管，或者导尿管连接部位松动导致空气进入。您可以尝试改变体位，比如坐起来或站起来，这可能会帮助空气排出。同时，也可以轻轻按压尿管，帮助空气向尿袋方向移动。如果挤压后仍然不通畅，可能需要进一步的处理。

【针对知识需求高的患者】我来看看现在的尿管管路情况，（轻轻挤压尿管和尿袋连接的部位，若通畅）好的，这个尿管尿液不流可能是因为尿液中有沉淀物、组织碎屑或血块等堵塞了尿管，导致尿液无法顺畅流出。您可以尝试轻轻挤压尿管和尿袋连接的部位，通过负压排出一些小的堵塞物。尿管内的空气可能是因为在插导尿管时空气进入导尿管，或者导尿管连接部位松动导致空气进入，空气占据部分空间，阻碍尿液流动。您可以尝试改变体位，比如坐起来或站起来，这可能会改变尿管的角度，帮助空气排出。同时，也可以轻轻按压尿管，帮助空气向尿袋方向移动。如果挤压后仍然不通畅，可能需要进一步的处理。

👍 【点评】

回答"没事儿"虽说可能是正常答案，但是会给患者敷衍、不重视的感觉。患者提问实际上是心里害怕和担忧，导尿管引流不通畅并有空气是令患者感到很不安的情况，患者也担心尿管引流不畅影响身体健康。护士首先说来看看现在的尿管情况，同时挤压引流管进行初步处理，这既是判断的依据，也能让患者感受到护士对其的重视。经过判断解决问题，并向患者进行相应解释，可以迅速消除其担忧心理。同时，告知患者出现处理不了的情况及时通知医护人员前来进行处理，能够进一步体现医护人员对其的重视，有助于增强患者的信任程度。至此，根据患者的日常表现，对其分层，给予不同程度的专业知识解释，可在患者面前树立专业和权威的形象，有助于后续护理工作的开展。最后，通过对此种情况的解释工作，让患者做到心里有数，避免类似情况发生，也能再次感受到被重视。

💬 **问题 21. 注射胰岛素后，患者问：为什么打胰岛素的地方硬硬的?**

【核心知识点】

胰岛素注射部位出现硬结，多因长期在同一部位注射、注射方法不当、消毒不规范等导致局部脂肪增生、炎症反应或药物吸收不良。

【不良示范】

护士皱眉，不耐烦地说："可能是你自己没注意，我也不清楚，你要不问问医生。"

直接回答："正常现象，别担心。"却不做任何解释。

【正确示范】

【针对普通患者】护士微笑着耐心解释："这可能是因为咱们总在同一个地方打胰岛素，时间长了，那个地方就会有点变化，变得硬硬的。以后咱们注意换着不同的地方打，比如肚子、大腿外侧，这样就会好很多啦。"

【针对知识需求高的患者】注射部位变硬，主要有几个原因。其一，长期在同一部位注射胰岛素，会刺激局部脂肪增生，形成硬结。人体适合注射胰岛素的部位，比如腹部、大腿外侧、上臂外侧和臀部，需要轮流注射。其二，注射方法不当也会引发此问题，比如进针角度不对，或者没有捏起皮肤，导致胰岛素未完全注入皮下脂肪层，影响吸收并引发组织反应。其三，皮肤消毒不规范，细菌进入注射部位引起炎症，炎症愈合后也可能使局部变硬。后续注射时，务必严格遵循正确方法，做好消毒，并轮换注射部位。若硬结持续不消退，甚至出现红肿、疼痛，一定要及时告知医生。

【点评】

针对普通患者的回答，用通俗易懂的语言直接点明原因与简单解决办法，让患者轻松理解。针对知识需求高的患者，不仅全面阐述病因，还给出专业、详细的解决措施与注意事项，满足其对知识深度的需求，体现护士的专业素养。

💬 **问题 22. 中午饭后，患者问：护士，饭前二甲双胍降糖药忘吃了，刚吃完饭，现在吃还来得及吗？**

【核心知识点】

二甲双胍通常建议在餐前服用，以便更好地控制餐后血糖升高。然而，如果患者忘记在餐前服用，餐后服用仍然有效，只是效果可能稍弱。餐后服用的影响：餐后服用二甲双胍仍可发挥作用，但可能无法完全控制餐后血糖的快速上升。二甲双胍的胃肠道反应（如恶心、腹泻等）在餐后服用时可能会减轻。

【不良示范】

忘了就没办法了，等下一顿吧。

【正确示范】

【针对普通患者】叔叔/阿姨，您别担心，现在吃还是来得及的。二甲双胍最好在饭前吃，这样能更好地控制血糖。不过，您刚吃完饭，现在吃也能起作用，只是效果可能稍微差一点。您赶紧把药吃了，以后记得按时吃药，这样血糖才能控制得更好。

【针对知识需求高的患者】先生/女士，我理解您担心错过服药时间。二甲双胍一般建议在饭前服用，这样可以更好地控制餐后血糖的上升。不过，您刚吃完饭，现在吃药仍然有效，只是可能无法完全控制血糖的快速上升。另外，餐后服用二甲双胍可以减轻胃肠道反应，比如恶心、腹泻等。所以，您现在赶紧把药吃了，以后尽量按时服药，这样血糖才能更稳定。如果您还有疑问，我可以帮您问问医生。

【点评】

回答"忘了就没办法了，等下一顿吧"过于简单且缺乏解释，容易让患者感到困惑，甚至可能影响血糖控制。用简单易懂的语言解释二甲双胍的用药时间和餐后服用的影响，同时提醒患者按时服药，会缓解患者的焦虑情绪。在安抚患者的基础上，详细解释了二甲双胍的用药时间和餐后服用的影响，让患者理解即使错过最佳服药时间，仍须按时服药的重要性，增强患者的信任感。

💬 问题 23. 刚做完手术，患者问：护士，我刚做完手术，输注这个止痛类药物有没有副作用？

【核心知识点】

（一）止痛药物的常见副作用

1. 胃肠道反应

部分止痛药物（如非甾体抗炎药）可能引起恶心、呕吐、胃部不适或胃溃疡。

2. 中枢神经系统反应

阿片类止痛药可能引起头晕、嗜睡、眩晕，甚至呼吸抑制（在高剂量时）。

3. 过敏反应

少数患者可能出现皮疹、瘙痒等过敏症状。

4. 其他

部分患者可能出现便秘、尿潴留等。

（二）药物监测与处理

1. 观察患者的生命体征，尤其是呼吸频率和深度。

2. 注意患者是否有恶心、呕吐、头晕等不适反应。

3. 若出现过敏反应，需要立即停药并通知医生处理。

4. 患者教育：向患者解释止痛类药物的作用机制和可能的副作用。

5. 告知患者如何应对常见不适反应，如适当活动、多喝水等。

【不良示范】

一般不会有副作用，没事儿。

🦴【正确示范】

【针对普通患者】您不用担心，这个止痛药是为了让您感觉舒服一些。不过，有些人在用的时候可能会觉得有点恶心、头晕，或者有点困。这些都是正常的反应，一般不会很严重。如果感觉不舒服，您随时告诉我，我们会想办法解决。

【针对知识需求高的患者】您用的这个止痛药主要是通过抑制疼痛信号来缓解疼痛。不过，它可能会有一些副作用。比如，有些患者可能会出现恶心、呕吐，这是因为药物对胃肠道有一定的刺激。另外，还可能会觉得头晕、嗜睡，这是因为药物对中枢神经系统有一定的作用。如果出现这些症状，一般不会很严重，但如果感觉很不舒服，比如呼吸困难、皮疹等，一定要及时告诉我。我们会密切观察您的情况，确保安全。

👍【点评】

回答"一般不会有副作用，没事儿"过于笼统，未对患者进行详细解释，容易让患者感到不被重视，同时无法缓解患者的担忧。在安抚患者的基础上，详细解释了止疼类药物的作用机制和常见副作用，让患者了解了药物的潜在风险，并强调了出现严重症状时的应对措施，增强了患者的信任感。用简单易懂的语言安抚患者，同时提及常见副作用，让患者有心理准备，并告知患者出现不适时及时反馈。

💬 问题 24. 输液时，患者问：护士，我没有糖尿病，怎么输液治疗单上有胰岛素呢？

【核心知识点】

1.胰岛素的多重作用

胰岛素不仅用于糖尿病的治疗，还常用于调节血糖水平，预防高血糖对身体的损害。在某些情况下，胰岛素可用于非糖尿病患者的治疗，如高渗性昏迷、酮症酸中毒、高血糖高渗状态等。胰岛素还可用于纠正代谢紊乱，如在严重感染、创伤、手术后等情况中，帮助维持血糖稳定。

2. 输液中加入胰岛素的原因

（1）预防高血糖：某些疾病或治疗（如静脉营养、激素治疗）可能导致血糖升高，胰岛素可用于预防和控制这种高血糖。

（2）促进营养吸收：在静脉营养液中加入胰岛素可以帮助细胞更好地吸收葡萄糖，提供能量。

（3）减少并发症：严格控制血糖可以减少感染和其他并发症的发生。

3. 沟通与解释

向患者解释胰岛素的多重作用及输液中加入胰岛素的原因，缓解患者的焦虑情绪。强调胰岛素的使用是基于患者当前病情的需要，而非诊断为糖尿病。

【不良示范】

这个是医生开的，应该没问题。

【正确示范】

【针对普通患者】阿姨／叔叔，您别担心，输液里加入胰岛素并不一定是因为您有糖尿病。胰岛素可以帮助调节血糖，防止血糖过高对身体造成伤害。有时候，医生会根据您的病情，在输液里加一点胰岛素，让您的身体更好地吸收营养，减少并发症。这是为了您的健康，您放心，我们会密切观察您的情况。

【针对知识需求高的患者】先生／女士，我理解您的疑问。胰岛素确实主要用于糖尿病的治疗，但它还有其他作用。在输液中加入胰岛素，是为了帮助调节血糖，防止血糖过高对身体造成损害。比如，在某些疾病或治疗过程中，身体可能会出现血糖升高的情况，胰岛素可以帮助维持血糖稳定，减少并发症的发生。另外，在静脉营养液中加入胰岛素，还可以帮助细胞更好地吸收葡萄糖，提供能量。这是根据您的病情和治疗需要决定的，并不是因为您有糖尿病。我们会密切监测您的血糖，确保安全。如果您还有疑问，我可以帮您问问医生。

回答"这个是医生开的，应该没问题"过于简单且缺乏解释，容易让患者感到不被重视，增加患者的焦虑情绪。用简单易懂的语言解释胰岛素的作用，缓解患者的焦虑情绪，同时强调这是为了患者健康。在安抚患者的基础上，详细解释了胰岛素的多重作用及输液中加入胰岛素的原因，让患者理解其必要性，增强患者的信任感。

💬 问题 25. 无菌手术后，患者问：我刚刚做手术了，为什么医生不给我打针输液？

【核心知识点】

1.减少不必要的医疗干预

过度输液可能引发不良反应，如发热、过敏、静脉炎等。无菌手术感染风险低，若无特殊情况，不输液可避免这些潜在危害，遵循医疗干预最小化原则。

2.人体自身恢复能力

人体具备一定的自愈能力，无菌手术对身体损伤相对小。在营养摄入充足、休息良好等条件下，机体自身可调动免疫系统促进伤口愈合，无须通过输液补充额外药物或营养。

3.输液相关风险

输液操作存在感染风险，如穿刺部位感染、输液器具污染等。且输液可能导致体内电解质失衡，不输液则能降低这些风险，保障患者安全。

【不良示范】

医生没有开医嘱。

【正确示范】

【针对普通患者】您别担心，手术之后不是一定要打针输液的。您这次做的是无菌手术，手术过程很顺利，您现在身体状况也比较稳定，通过口服药物和日常饮食就可以满足恢复的需求。要是后面有输液的必要，医生肯定会及时安排的。

【针对知识需求高的患者】手术后输液是根据多方面因素综合判断的。您做的是无菌手术，感染风险相对较低，术中出血也控制得很好，身体的内环境稳定，水电解质平衡没有明显紊乱。而且目前您胃肠道功能正常，口服药物可以很好地发挥作用。输液可能会带来一些潜在风险，像静脉炎、过敏反应等。所以医生经过全面评估，暂时没有给您安排输液。后续会密切关注您的恢复情况，一旦有输液的必要，会立刻调整治疗方案。

【点评】

回答"医生没开医嘱"会让患者觉得自己被忽视，对护士和整个医疗团队产生不满，破坏护患之间的信任关系，也可能引发患者对自身病情和治疗的过度担忧。针对普通患者使用简洁易懂的语言，以患者能理解的方式解答疑问。既说明了无菌手术术后输液并非必需，又强调患者目前状况良好，口服药和正常饮食可满足恢复需求。最后还给出了如有必要会安排输液的保证，让患者安心，有效缓解了患者的担忧，很好地建立了护患信任，不过内容深度上可以再适度挖掘。针对知识需求高的患者回答全面且专业，从手术类型、身体状况、口服药优势、输液潜在风险等多方面详细阐述，满足了患者对知识的渴望。同时，告知患者后续会密切关注并调整方案，体现了医疗的严谨性和对患者的负责态度，有助于患者理解治疗决策，积极配合后续康复。

问题 26.发烧时，患者问："我发烧了，为什么体温不超过 38.5℃，医生不给我用退烧药呢？"

【核心知识点】

低热时（不超过 38.5℃），人体免疫系统在适度发热下活性增强，有助于对抗病原体；退烧药不治病因且有副作用；物理降温既能散热又不干扰免疫。

【不良示范】

护士边忙边说："医生不让用肯定有道理，你别问了。"

简单回复："38.5℃以下不用退烧药，这是规定。"

【正确示范】

【针对普通患者】护士轻声细语地说："其实呀，有点低烧的时候，咱们身体自己的抵抗力正努力在和病菌打仗呢，这个时候体温稍微高点，抵抗力能变得更强。而且退烧药吃多了也不太好，现在咱们可以多喝点热水，用湿毛巾擦擦身上降降温，这样就可以啦。"

【针对知识需求高的患者】体温在 38.5℃以下时，医生通常不建议立即使用退烧药，主要基于以下考虑。从生理角度，适度发热是人体免疫系统对抗病原体的一种自我保护机制。体温升高能增强免疫细胞的活性，提升其吞噬病原体的能力，有助于身体更好地清除病菌。再者，退烧药主要作用是缓解发热症状，并不能治疗引发发热的根本病因。在低热阶段，通过多喝温水、湿毛巾擦拭额头等物理降温方法，既能有效帮助身体散热，又不会对免疫系统的正常运作产生干扰。此外，退烧药存在一定副作用，如可能导致胃肠道不适、过敏反应等，频繁或不当使用，可能给身体带来不必要的损害。所以，目前医生更倾向于先观察，采用物理降温等温和方式，以促进身体自然恢复。若体温持续上升或出现其他不适症状，医生会及时调整治疗方案。

👍【点评】

针对普通患者，用形象比喻解释原因，给出易操作的建议，消除患者疑惑。针对知识需求高的患者，从生理原理、药物作用及副作用等多方面深入解答，提供全面、科学的解释，展现专业且负责的态度。

💬 问题 27. 护士，我伤口为什么最近特别痒，可以抓一抓吗?

【核心知识点】

伤口愈合时感到痒是正常的现象，常见原因如下。①神经再生：愈合过程中，新生的神经末梢较为敏感，容易引发痒感。②组织修复：新生的皮肤和组织在重建过程中会产生痒感。③炎性反应：愈合时，身体释放的组胺等化学物质也可能导致痒感。

应对方法：①避免抓挠：抓挠可能损伤新生组织，增加感染风险或导致瘢痕。②冷敷：用冷敷可以缓解痒感。③清洁保湿：清洁后，使用无刺激的保湿霜保持皮肤湿润。④药物干预：遵医嘱，可以使用抗组胺药或局部止痒药膏。

【不良示范】

正常的，不要抓。

【正确示范】

【针对普通患者】您好，能让我看一下哪里痒吗？（评估、引导患者诉说瘙痒部位、程度、造成的影响及目前是否使用有效的应对措施等）好的，您的情况我了解了。多数情况下，瘙痒是伤口愈合的正常过程，通常是因为新生的神经末梢和结缔组织在修复过程中比较敏感，但这也是您的皮肤快修复好的一种表现，只需要耐心等待 1 ~ 4 周，一般瘙痒症状就会自然消失了。您可以采取保湿、冷敷、避免刺激等措施来缓解不适。如果瘙痒异常顽固或伴随其他情况，请您及时联系我们，可以帮您排查一下潜在问题。

【针对知识需求高的患者】您好，能让我看一下哪里痒吗？（评估、引导患者诉说瘙痒部位、程度、造成的影响及目前是否使用有效的应对措施等）好的，您的情况我了解了。您好，多数情况下，瘙痒是伤口愈合的正常过程，通常是因为新生神经末梢过度敏感，易被轻微刺激触发痒感；在愈合后期，胶原蛋白重新排列会牵拉皮肤，引发痒感；加之新生皮肤缺乏油脂分泌，干燥紧绷也会加剧瘙痒。但这也是您的皮肤快修复好的一种表现，你只需要耐心等待 1～4 周，症状就会自然消失了。您可以采取保湿、冷敷、避免刺激等措施来缓解不适，但注意不要搔抓，不但无法缓解瘙痒，还容易损伤新生皮肤组织，增加感染和瘢痕增生的概率，延缓愈合时间。如果瘙痒异常顽固或伴随其他情况，请您及时联系我们，可以帮您排查一下潜在问题。

👍【点评】

患者此时在为瘙痒症状困扰，在瘙痒严重时常会出现痛苦、烦躁、易怒情绪，甚至引发睡眠障碍。且一旦抓破新生皮肤，容易引发不良后果。此时护士应增加同理心，切实关注患者具体的瘙痒症状，给予关注，可从积极的角度帮助患者理解瘙痒的积极意义，提升忍耐阈值，同时分享科学缓解症状的方法，尽可能缓解患者的痛苦，避免不良行为（搔抓）引发不良后果。

💬 **问题 28. 护士，为什么我的小孩还是反复发烧？给孩子加用最高级的药吧？**

【核心知识点】

儿童反复发烧可能是由于感染未控制或免疫系统反应，需要根据病情选择合适的药物。高级药物可能带来更高的耐药性和副作用风险。儿童的免疫系统相对成年人来说不够成熟，容易出现反复发烧的情况。发烧通常是身体对感染的自然反应。药物治疗应基于具体病因，而不是药物的级别。反复发烧可能需要进行详细的诊断，以确定是否有持续的感染或其他潜在原因。

【不良示范】

我们不能随意更换药物。

【正确示范】

【针对普通患者】我理解您的担忧。儿童反复发烧可能是由于感染未控制或免疫系统反应。我们会根据病情选择合适的药物，不是所有情况都需要使用最高级的药。

【针对知识需求高的患者】我理解您的担忧。儿童反复发烧可能是由于感染未控制或免疫系统反应。儿童的免疫系统相对成年人来说不够成熟，容易出现反复发烧的情况。发烧通常是身体对感染的自然反应。药物治疗应基于具体病因，而不是药物的级别。反复发烧可能需要进行详细的诊断以确定是否有持续的感染或其他潜在原因。高级药物可能带来更高的耐药性和副作用风险。我们会根据病情选择合适的药物，以确保治疗效果和患者的安全。

【点评】

直接拒绝更换药物可能会引发患者的不信任和不满。护士通过解释儿童反复发烧的常见原因和药物治疗的个体化需求，以及高级药物的潜在风险，展现了对患者关切的理解和专业的治疗建议。这种沟通方式有助于患者更好地理解治疗计划，并增强对医疗团队的信任感。

问题 29. 我发烧了，可以吃药吗？可以喂奶吗？

【核心知识点】

产妇发烧时应及时就医并告知医生正在哺乳期，以便医生开具合适的药物。有些药物是可以在哺乳期安全使用的，而有些则可能通过乳汁影响宝宝。

147

【不良示范】

吃点退烧药吧，应该不影响喂奶。

【正确示范】

【针对普通产妇】您发烧了，建议及时就医并告知医生您正在哺乳期。医生会根据您的具体情况开具合适的药物。有些药物是可以在哺乳期安全使用的，而有些则可能通过乳汁影响宝宝。在服药期间，您可以暂时停止喂奶或咨询医生后再决定。

【针对知识需求高的产妇】发烧时，体内的炎症因子可能通过乳汁影响宝宝的健康。因此，建议您及时就医并告知医生您正在哺乳期。医生会根据您的具体情况（如发烧原因、体温高低等）开具合适的药物，并告知您药物对哺乳的影响。在服药期间，您可以根据医生的建议决定是否暂停喂奶或采取其他措施。

【点评】

回答时强调了及时就医和告知医生哺乳期的重要性，并提供了药物对哺乳影响的相关信息，让患者更科学地处理发烧问题。

问题 30. 护士，你们这里有好多产后康复的项目，我不知道该选哪个。

【核心知识点】

产后康复项目包括盆底肌康复、子宫复旧、乳腺疏通、腹直肌修复等，不同项目针对不同的问题，需要根据产妇的具体身体状况和需求来选择。

【不良示范】

想做什么就做什么，随便选一个就行。

【正确示范】

【针对普通产妇】产后康复项目有很多种呢，每个项目都有它的作用。比如盆底肌康复可以帮助您恢复盆底肌的功能，预防漏尿等问题；子宫复旧能让子宫更快地恢复到孕前状态；乳腺疏通对乳汁分泌和预防乳腺炎有好处；腹直肌修复可以改善腹部松弛的情况。您可以先跟我说说您现在身体主要有哪些不舒服的地方，或者您最想改善的是什么，这样我们就能帮您选择更适合您的项目啦。

【针对知识需求高的产妇】产后康复项目是根据产妇不同的身体需求来设置的。像盆底肌康复，主要是针对分娩过程中盆底肌受到的损伤，通过电刺激、生物反馈等方法来增强盆底肌的力量；子宫复旧项目可以促进子宫收缩，减少恶露，帮助子宫恢复正常大小和形态；乳腺疏通能解决乳汁淤积、乳头疼痛等问题；腹直肌修复则是针对产后腹部肌肉分离的情况进行修复。您可以根据自己的身体状况和需求来选择。如果您不太确定，我们也可以给您做一个全面的评估，然后根据评估结果为您推荐合适的项目。

【点评】

回答"想做什么就做什么，随便选一个就行"没有体现专业性和对患者的负责态度。护士应向患者介绍不同康复项目的作用，引导患者根据自身情况选择，或者提供评估和推荐服务。

💬 问题 31. 我还在哺乳期，这个药吃了会不会有副作用？

【核心知识点】

哺乳期用药应谨慎，有些药物可能会通过乳汁影响宝宝健康，但也有一些药物是相对安全的。需要根据具体药物的种类、剂量和用药时间等因素来综合判断。

【不良示范】

不能吃。

【正确示范】

【针对普通产妇】您的担心是有道理的，哺乳期用药确实需要小心。不同的药物对宝宝的影响是不一样的。您能不能告诉我是吃的什么药呀？我们会根据具体情况来判断一下对宝宝有没有影响。如果可以的话，我们也会尽量给您推荐一些对哺乳影响小的替代药物。

【针对知识需求高的产妇】您担心哺乳期吃药的副作用是很正确的。有些药物可能会通过乳汁进入宝宝体内，对宝宝的健康产生影响。不过，也有一些药物在哺乳期是相对安全的。我们需要考虑药物的种类、剂量、用药时间等多种因素。您可以把药的具体信息告诉我，我们会帮您分析一下风险。如果必须用药，我们也会指导您如何在保证治疗效果的同时，最大限度地减少对宝宝健康的影响。

【点评】

回答"不能吃"过于绝对，没有考虑到具体药物的情况。护士应先了解药物信息，再根据实际情况进行分析和建议，让患者了解风险并做出合适的选择。

💬 问题 32. 我听说产后要尽快开始锻炼，但是我又怕影响身体恢复或者留下后遗症。

【核心知识点】

产后锻炼的时间和方法因人而异，需要根据产妇的身体恢复情况和医生的建议来确定。适当的锻炼可以促进身体恢复和提高身体素质，但过度锻炼或不当的锻炼方法可能会对身体造成不良影响。

【不良示范】

等身体恢复了就可以锻炼了，不会有后遗症的。

【正确示范】

【针对普通产妇】产后锻炼的时间和方法需要根据您的身体恢复情况和医生的建议来确定。一般来说，适当的锻炼可以促进身体恢复和提高身体素质。但请注意不要过度锻炼或选择不恰当的锻炼方法，以免对身体造成不良影响。如果您有任何疑虑或问题，请及时咨询专业的医护人员或健身教练。

【针对知识需求高的产妇】产后锻炼的时间和方法需要根据您的具体情况来确定。一般来说，在产后 6 周内应避免剧烈运动和从事重体力劳动，以免影响身体恢复。之后可以根据身体恢复情况逐渐增加锻炼强度和时间。适当的锻炼可以促进血液循环、缓解压力、提高身体素质等。但请注意选择适合自己的锻炼方法和强度，避免过度锻炼或不恰当的锻炼方法对身体造成不良影响。同时也要注意保持良好的饮食习惯和充足的休息，以促进身体恢复。

【点评】

回答"等身体恢复了就可以锻炼了，不会有后遗症的"虽然简洁明了，但缺乏具体的建议和指导，容易让产妇感到不够专业。而正确示范则根据产妇的知识需求程度，分别给出了详细的建议和指导，既解答了产妇的疑虑，又提供了实用的解决方法。同时，也体现了医护人员对产妇的关心和尊重。

💬 **问题 33. 我想坚持母乳喂养，但有时候真的不够宝宝吃，又担心加配方奶会影响他的健康。**

【核心知识点】

母乳是婴儿最理想的天然食物，但乳汁分泌量受多种因素影响，如产妇的营养状况、休息状况、情绪等。当乳汁分泌不足时，可以适量添加配方奶以满足婴儿的营养需求。选择合适的配方奶，并按照正确的喂养方法，不会对宝宝的健康产生负面影响。

【不良示范】

那就加配方奶吧，没事的。

【正确示范】

【针对普通产妇】我理解您希望坚持母乳喂养的心情，但乳汁分泌不足时，我们可以适量添加配方奶来确保宝宝获得足够的营养。现在的配方奶成分已经非常接近母乳，按照正确的喂养方法，不会对宝宝的健康产生负面影响。同时，您也可以尝试一些促进乳汁分泌的方法，比如增加哺乳次数、保持良好的营养和休息状况等。

【针对知识需求高的产妇】您提到的乳汁分泌不足是许多新手妈妈都会遇到的问题。当乳汁分泌不足时，我们可以适量添加配方奶来补充。在选择配方奶时，要注意选择适合宝宝年龄和身体状况的产品，并按照说明书上的喂养方法正确喂养。同时，您还可以尝试一些科学的催乳方法，比如按摩乳房、使用吸奶器等，以促进乳汁分泌。

👍【点评】

回答"那就加配方奶吧，没事的"虽然简洁，但缺乏针对性和专业性，容易让产妇产生疑虑。而正确示范则根据产妇的知识需求程度，分别给出了详细的解释和建议，既解答了产妇的疑虑，又提供了实用的解决方法。同时，也体现了医护人员对产妇的关心和尊重。

💬 **问题 34. 我因为和家里人争吵，没有喂母乳一个月了，我现在又想追奶，可以吗?**

【核心知识点】

停止喂母乳一段时间后，重新开始喂母乳是可能的，但需要一定的时间和努力。产妇可以通过增加哺乳次数、使用吸奶器等方法来促进乳汁分泌。同时，保持良好的心态和情绪状态也非常重要。

👤【不良示范】

试试吧，应该可以的。

👤【正确示范】

【针对普通产妇】重新开始喂母乳是可能的，但需要一定的时间和努力。您可以尝试增加哺乳次数、使用吸奶器等方法来促进乳汁分泌。同时，也要注意保持良好的心态和情绪状态，这对乳汁分泌也有很大的影响。

【针对知识需求高的产妇】重新开始喂母乳需要一定的时间和耐心。除了增加哺乳次数和使用吸奶器等方法外，您还可以尝试一些科学的催乳方法，比如按摩乳房、合理饮食等。同时，也要注意保持良好的心态和情绪状态，避免过度焦虑和紧张。如果遇到困难或问题，可以及时咨询专业的医护人员或催乳师寻求帮助。

👍【点评】

回答"试试吧，应该可以的"虽然表达了一种积极的态度，但缺乏具体的建议和方法，容易让产妇感到迷茫和无助。而正确示范则根据产妇的知识需求程度，分别给出了详细的建议和方法，既解答了产妇的疑虑，又提供了实用的解决方法。同时，也体现了医护人员对产妇的关心和尊重。

💬 **问题 35. 患者皮肤持续压红，家属称自己护理得很好，认为无须就医。**

【核心知识点】

皮肤持续压红可能是压疮的早期表现，通常是由于皮肤长时间受压、血液循环不畅导致。压疮如果不及时处理，可能会进一步恶化，导致皮肤破损、感染等严重后果。正确的护理措施包括定期变换体位、保持皮肤清洁干燥、使用适当的支撑物等。

【不良示范】

哦，皮肤压红了啊，那没事，家属说护理得很好就不用看了。可能过几天就好了。

【正确示范】

【针对普通患者】您好，皮肤持续压红可能是压疮的早期症状，虽然家属护理得很用心，但我们还是建议您及时就医，以便专业医生进行评估和治疗。压疮如果处理不当，可能会带来严重的后果。同时，我们也可以给您提供一些更专业的护理建议，帮助预防压疮的发生。

【针对知识需求高的患者】皮肤持续压红是压疮形成的一个早期信号，这通常意味着皮肤下的血液循环已经受到了影响。尽管家属已经采取了护理措施，但压疮的发展往往是一个渐进的过程，早期干预至关重要。我们建议您尽快就医，由专业医生进行详细地评估和制订个性化的治疗方案。此外，我们还可以向您介绍一些先进的护理理念和工具，如使用特殊床垫、定期变换体位等，以最大限度地减少皮肤受压的风险。

👍 **【点评】**

不良示范的回答过于简单且缺乏专业性，没有认识到皮肤压红的潜在风险，也没有给出合理的建议。而正确示范的回答则充分展示了专业知识和对患者情况的关注，既指出了压疮的潜在风险，又给出了合理的就医和护理建议，针对不同知识需求的患者提供了不同层次的信息。

💬 问题 36. 患者住院后，再次出现咯血的情况，向护士求助。

【核心知识点】

咯血是呼吸科常见的并发症，可能由多种原因引起，如支气管扩张、肺结核、肺癌等。大咯血可能导致窒息、肺不张、继发感染、失血性休克等严重并发症。护理措施包括保持呼吸道通畅、止血、扩容补液、吸氧、心理护理等。

👩‍⚕️ **【不良示范】**

别担心，这很正常。

👨‍⚕️ **【正确示范】**

【针对普通患者】我看到了，您现在的情况我们非常重视。请您保持冷静，按照我说的做，我会让您侧卧，头偏向一侧，这样可以防止血液呛入气管。同时，我会立即通知医生，并准备给您提供必要的治疗和护理。请您放心，我们会尽最大努力帮助您。

【针对知识需求高的患者】我理解您的担忧，咯血可能是由于您肺部的疾病引起的，我们需要立即采取措施来控制出血并防止可能的并发症。请您按照我说的做，侧卧并将头偏向一侧，这有助于血块排出，保持呼吸道通畅。我会立即通知医生，并准备止血药物和可能需要的扩容补液治疗。同时，我们会密切监测您的呼吸和生命体征，确保您的安全。请您保持冷静，我们会尽最大努力帮助您。

👍 **【点评】**

在患者出现咯血时，护士的首要任务是保持呼吸道的通畅，防止窒息，并立即通知医生。对于普通患者，护士需要提供安慰和指导，而对于知识需求高的患者，护士可以提供更多的医学信息和解释，以增强患者的信任感和安全感。在任何情况下，护士都应该展现出专业和冷静，确保患者得到及时和适当的护理。而不良示范的回答可能会让患者感到被忽视，没有得到足够的关注和处理。

💬 问题37. 手术切口的缝线为什么不一次性拆完，而是分次拆呢？

【核心知识点】

手术切口的缝线一次性拆完，还是需要分次拆除，主要与伤口的愈合情况、位置、长度以及患者的身体状况等多种因素有关。

1.伤口愈合情况

伤口的愈合速度因人而异，也受伤口大小、深度等因素的影响。如果伤口愈合较慢，一次性拆线可能会导致伤口裂开，从而影响愈合进程，分次拆线可以更好地观察和评估伤口愈合情况，确保伤口在拆线后能够保持稳定并继续愈合。

2.伤口位置和张力

例如手指等关节部位的皮肤张力较大，一次性拆线可能会使伤口承受过大的张力而裂开，通过分次拆线，可以逐渐减轻伤口的张力，降低伤口裂开的风险。

3.伤口长度

对于较长的伤口，一次性拆线可能会使局部受力不均，导致伤口裂开或愈合不良。分次拆线可以均匀分散伤口的张力，使伤口在拆线过程中保持稳定。

4.患者身体状况

即使患者没有糖尿病，但其他身体状况如营养不良、贫血等也可能影响伤口愈合。分次拆线可以为患者提供更多的观察时间，以便及时发现并处理可能影响伤口愈合的问题。

5.手术方式

复杂的手术方式可能导致伤口恢复情况更复杂，需要多次拆线来评估和确保伤口稳定愈合。

6.适应过程

分次拆线还要可以让伤口有一个适应的过程。在拆除部分缝线后，伤口可以逐渐适应没有缝线支撑的状态，从而降低后续拆线的风险。

👨‍⚕️【不良示范】

听医生安排。

👨‍⚕️【正确示范】

【针对普通患者】能让我看一下您的手术切口吗？（患者可能展示切口）好的，您的伤口看起来有点长，靠近关节部位，张力也有点大，如果一次性拆开会使切口受力不均匀，也可能因局部承受过大的张力而裂开。通过分次拆线，可以逐渐减轻伤口的张力，让伤口有一个适应的过程，避免伤口裂开或愈合不良的风险。

【针对知识需求高的患者】能让我看一下您的手术切口吗？（患者可能展示切口）每个人的手术切口愈合情况都不一样，缝线是否一次性拆完主要是依据您愈合的情况，切口位置和张力、长度，手术方式和身体状况等进行判断。您的伤口看起来有点长，而且靠近关节部位，张力也有点大，如果一次性拆开会使切口受力不均匀，也可能因局部承受过大的张力而裂开，通过分次拆线，可以逐渐减轻伤口的张力，避免伤口裂开或愈合不良的风险。

👍【点评】

患者实际上主要是担心切口愈合不良，担忧是因为伤口愈合不良才选择分次拆线，内心有压力和焦虑感。此时，如果护士简单回答"听医生安排"，明显忽视了患者的内心真正的需求，无形中反而增加了其心理压力。护士正确的做法是首先查看切口的具体情况，然后给予可能的分析和解释，让患者明白其分次拆除的真正原因，避免患者给予不当归因，增加心理压力，甚至滋生医患矛盾。

💬 问题 38. 留置针为什么不能多留几天?

【核心知识点】

1. 感染风险

留置针在体内留置时间过长，可能会增加细菌感染的风险。研究表明，每留置 1 天，感染风险增加 3% ～ 5%。随着留置时间的延长，细菌可能会通过留置针进入体内，导致局部肿胀、疼痛，甚至影响用药后的效果。

2. 静脉炎风险

长时间留置同一静脉可能导致静脉血管受到刺激，诱发静脉炎。数据显示，留置时间超过 72 小时后，发生静脉炎的概率明显上升，可达 20% ～ 30%。静脉炎会引起疼痛症状，严重时可能影响患者的日常生活。

3. 堵塞和功能失效

留置针长时间使用可能会导致弯曲或堵塞，影响血液的流通。超过 72 小时后，留置针的堵塞率可达 15% ～ 25%。堵塞的留置针无法继续用于输液或注射药物，需要更换新的留置针，增加了患者的痛苦和医疗成本。

4. 皮下血肿和药物外渗

留置针留置时间过长还可能导致皮下血肿和药物外渗。在受到炎症刺激后，可能会诱发充血和水肿，伴随疼痛症状。药物外渗则可能导致药物浪费和治疗效果不佳。

5. 患者舒适度下降

长时间留置留置针会影响患者的舒适度，增加疼痛感和局部不适。这可能会影响患者的情绪和生活质量，不利于疾病的恢复。

因此，为了降低并发症的风险和确保患者的安全，医护人员会密切关注留置针的状态和患者的反应，并在规定的时间内及时更换留置针。在使用留置针期间，患者应保持针孔部位干燥、清洁，避免大幅度活动，以减少感染的风险。如果出现任何不适症状或留置针移位、脱落、堵塞等异常情况，患者应及时与医护人员沟通，以便及时进行处理。

🧑‍⚕️【不良示范】

会感染。

【正确示范】

【针对普通患者】感染、堵管、舒适度下降。

【针对知识需求高的患者】留置针在体内留置时间过长，可能会增加细菌感染的风险。研究表明，每留置 1 天，感染风险增加 3% ～ 5%。随着留置时间的延长，细菌可能会通过留置针进入体内，导致局部肿胀、疼痛，甚至影响用药后的效果。留置针长时间使用可能会导致弯曲或堵塞，影响血液的流通。

【点评】

为了降低并发症的风险和确保患者的安全，医护人员会密切关注留置针的状态和患者的反应，并在规定的时间内及时更换留置针。在使用留置针期间，患者应保持针孔部位干燥、清洁，避免大幅度活动，以减少感染的风险。做好全面告知。

问题 39. 护士，留置针外面针管有血，是怎么回事？流出来的血会不会凝住？

【核心知识点】

留置针因产生负压作用，有时会导致少量静脉血反流，这是一种正常的生理现象。留置针的软管是置于血管中的，所以血液的自然流动会导致回血现象的出现。留置针流出来的血通常不会凝住，这主要得益于以下几点。①肝素封管：留置针在每次使用后，通常会在针内注入肝素液或无菌生理盐水，这些物质有助于防止血液凝固，从而保证血液不会在留置针内凝固。②材料改进：留置针的导管材料也在不断改良，以减少血栓的形成，从而降低血液在留置针内凝固的可能性。③人体抗凝系统：即使血液部分凝固，人体自身的抗凝系统也能帮助处理和消除这些凝血块，防止它们造成严重问题。

【不良示范】

没事儿，这是正常情况。

【正确示范】

【针对普通患者】

1. 留置针外面有血的原因

这是正常回血现象。在输液过程中或者输液结束后，由于血管内压力高于留置针内压力，可能会有少量血液回流到留置针内，进而出现在留置针外面，这是比较常见的情况，尤其是在您活动手臂或者改变体位时更容易发生。另外，如果您的凝血功能较差，也会增加穿刺部位渗血的可能性。还有一种情况，如果留置针的固定不牢固，您在活动时留置针可能会发生轻微的移位，刺激血管导致出血。

2. 血液是否会凝住

这个您不必担心，一般是不会凝住的。通常情况下，留置针在使用过程中或者封管后，会有肝素盐水等封管液来防止血液凝固，只要封管操作正确，留置针内的血液一般不会凝固。而且我们护士会定时观察留置针的情况，一旦发现有血液凝固的迹象会及时进行处理，如冲管或更换留置针等，以保证其正常使用。

【针对知识需求高的患者】

1. 留置针外面有血的原因

这是正常回血现象。在输液过程中或者输液结束后，由于血管内压力高于留置针内压力，可能会有少量血液回流到留置针内，进而出现在留置针外面，这是比较常见的情况，尤其是在您活动手臂或者改变体位时更容易发生。另外，如果您的凝血功能较差，也会增加穿刺部位渗血的可能性。还有一种情况，如果留置针的固定不牢固，您在活动时留置针可能会发生轻微的移位，刺激血管导致出血。

2. 血液是否会凝住

这个您不必担心，一般是不会凝住的。通常情况下，留置针在使用过程中或者封管后，会有肝素盐水等封管液来防止血液凝固，只要封管操作正确，留置针内的血液一般不会凝固。特殊情况可能凝住：如果封管液的量不足、封管方法不正确，或者您的血液处于高凝状态等，血液就有可能在留置针内凝固，堵塞留置针。不过，我们护士会定时观察留置针的情况，一旦发现有血液凝固的迹象会及时进行处理，如冲管或更换留置针等，以保证其正常使用。

> 👍【点评】
>
> 　　直接回答"没事儿，这是正常情况"会导致患者对护士缺乏信任，因为患者对于自身的病情和身体状况通常比较关注，希望得到准确、详细的信息。简单敷衍地回答会让患者觉得护士不重视其问题，对护士和医院的信任度降低。当患者后续发现留置针问题并非"没事，不要紧"，而是需要进一步处理或已经造成了不良后果时，会产生不满和愤怒情绪，进而可能引发医患纠纷，影响医院的声誉和正常的医疗秩序。简单的回答无法消除患者的疑虑，反而可能让患者更加担心自己的情况，导致焦虑情绪加重，影响患者的心理状态和睡眠质量等，不利于患者的康复。患者可能会因为护士的回答而对留置针的情况掉以轻心，在后续的护理和活动中不注意，从而增加出现问题的风险。

💬 问题 40. 护士，留置针的这根管子在血管里面会不会戳破我的血管？

【核心知识点】

　　留置针的管子在血管里面不会戳破血管，这是因为留置针的设计确保了其在血管中的安全使用。

1. 材质与设计

　　留置针的管子由柔软的材料制成，如硅胶或聚乙烯，这些材料具有良好的弹性和柔软性，能够适应血管的形状，减少对血管壁的损伤。

2. 正确的操作

　　在穿刺时，护士会确保留置针的外套管和针芯一起正确进入血管，而不是使用硬物强行推进。这种操作方式可以避免对血管的损伤。

3. 留置时间

　　留置针可以在体内留置一段时间，如 72 小时，这期间软管会自然舒展在血管内，不会因折叠或扭曲而刺破血管。

4. 风险提示

　　尽管留置针的设计减少了刺破血管的风险，但在使用任何医疗用品时仍须遵循医嘱，注意观察任何异常情况，如穿刺部位红肿、疼痛等，并及时通知医护人员。

【不良示范】

不会。

【正确示范】

【针对普通患者】请您放心，留置针的管子在血管里是不会戳破您的血管的。留置针的材质很柔软，就像一根软软的塑料管，会随着您血管的形状和您的活动而弯曲，不会像硬的东西那样把血管戳破。而且护士在给您穿刺的时候，会选择合适的血管和角度，保证留置针能好好地待在血管里。只要您按照护士的嘱咐，不随意去拉扯或者大幅度地活动有留置针的肢体，是不会有问题的。

【针对知识需求高的患者】留置针的导管通常由聚四氟乙烯（PTFE）、聚氨酯等柔软且具有良好生物相容性的材料制成。这些材料柔韧性强、顺应性好，进入血管后能根据血管的走行和人体活动产生的压力变化而弯曲变形，不会对血管壁产生硬性的切割或刺破作用。留置针的前端设计较为圆润光滑，没有尖锐的边角，减少了对血管内膜的损伤风险。同时，其管径经过精确设计，在满足输液需求的前提下，尽量减小对血管的占用和刺激。我们护士在进行留置针穿刺操作时，会严格遵循无菌操作原则和穿刺技术规范。我们会根据您的血管条件，包括血管的粗细、弹性、走向等，选择合适型号的留置针，并采用正确的穿刺角度和手法，确保留置针准确、轻柔地进入血管，避免对血管造成不必要的损伤。正常的血管具有一定的弹性和韧性，能够承受一定程度的外来压力和刺激。只要留置针在血管内的位置正确，并且没有受到异常的外力作用，血管自身的弹性和韧性可以保证其不会被戳破。

【点评】

患者对留置针是否会戳破血管存在疑问，简单的"不会"没有提供任何关于原因的解释，患者不清楚为何不会戳破血管，心中的疑虑难以消除。由于没有得到详细的解答，患者可能会自行想象各种可能的情况，甚至担心护士没有说实话，从而增加心理负担。患者可能会认为既然不会戳破血管，那么在留置针使用过程中就不需要注意什么，从而不遵守护士交代的一些基本注意事项，如过度活动穿刺侧肢体、随意触碰留置针等，增加了留置针移位、脱出或血管损伤的风险。部分患者可能因为对留置针安全性的不确定，在没有得到充分解释的情况下，出于恐惧等心理而自行拔除留置针，导致静脉通路中断，影响正常的治疗进程。患者会觉得护士没有认真对待自己的问题，没有给予足够的专业指导，从而对护士的信任度降低，影响护患之间良好关系的建立。当患者认为自己没有得到应有的关怀和专业解答时，可能会对护理服务产生不满，甚至可能向医院相关部门投诉，给护理工作带来负面影响。

问题 41. 巡视病房时，患者问：护士，我瘫的这侧肢体大概多长时间能恢复？

【核心知识点】

偏瘫一般是由于中枢神经系统受损所引起的，恢复周期一般为 3～6 个月。对于损伤程度比较严重的患者，可能需要更长的恢复时间。

一般早期可以通过针灸治疗、物理因子治疗、推拿治疗、运动治疗等，帮助患者延缓肌肉萎缩、维持正常的关节活动范围，预防肢体肿胀、疼痛等。还可以通过神经生理疗法，帮助诱发患侧肢体主动活动，然后进行肌力训练、耐力训练、平衡训练等，逐步改善患侧肢体运动功能。但对于症状较重的患者，可能会遗留不同程度的后遗症。但通过积极的治疗，也可以改善患者的症状，提高患者的生活质量。

【不良示范】

不同的人情况不一样，您可以去找主管医生咨询一下。

【正确示范】

【针对普通患者】偏瘫患者的肢体恢复时间根据病情的不同千差万别。但是坚持做康复训练、平时注重营养管理，保持身体整体的健康状态则有助于早日恢复。康复是一个循序渐进的过程，可能需要数月甚至更长的时间，只要您放平心态，好好跟着医生给您制订的康复计划去进行康复锻炼，您可以看到自己患肢逐渐好转的结果。有些患者，现在还可以使用餐具、梳子，能生活自理了。这里有个病友群，我把您拉进去，里面有很多和您情况类似的病友，你们可以在里面交流康复心得。请保持耐心，积极配合治疗，这是一场持久战，但是相信，您会慢慢好起来的。

【针对知识需求高的患者】听到您的问题，感觉您一定是很想自己快点好起来。但是偏瘫恢复的时间是受很多因素影响的，比如疾病的严重程度、治疗的及时性、康复训练的坚持以及您的整体健康状况。您现在可以做的就是坚持康复训练和保持身体整体在一个良好的状态。康复是一场持久战，它可能需要数月甚至更长的时间。但是，只要您好好地跟着医生给您制订的方案去训练，您可以在每个治疗阶段结束时看到自己各项功能逐步恢复。比如针灸治疗、物理因子治疗、推拿治疗、运动治疗等，可以帮助您延缓肌肉萎缩、维持正常的关节活动范围，预防肢体肿胀、疼痛等。通过神经生理疗法，帮助诱发患侧肢体主动活动，然后进行肌力训练、耐力训练、平衡训练等，逐步改善患侧肢体运动功能。同时，还可以进行患肢生活能力的锻炼。比如佩戴上定制的筷子、勺子等工具，使用健肢帮助患肢，实现自理等。康复训练可以帮助改善您的生活质量及自理能力。您也可以加入病友群，里面都是和您情况类似的病友，这样，您可以更加了解他们康复的进程，也可以互相交流康复心得。请保持耐心，继续前行，相信您会慢慢好起来的。

👍【点评】

患者提问其实是对预后不良的焦虑感。回答"不同的人情况不一样，您可以去找主管医生咨询一下"其实会让患者感觉医护人员很冷漠。虽然对于患者的病情，由于护士和医生关注的点不一样，所以让患者去找医生了解是最合适的，也可以避免由于信息不对称，造成医患纠纷。但是，护士可以根据自身了解到的信息，给予患者健康宣教，让患者从另一个角度看到希望。护士可以从有利于患者患肢康复的一些影响因素对患者进行宣教，告知患者康复是一个漫长的过程，降低患者对于快速康复的心理预期。同时指出不同的康复训练会如何逐步恢复肢体功能，让患者看到康复训练的好处。鼓励患者加入病友群，而非一个人在康复瓶颈期看不到进展时胡思乱想，通过病友群的互相交流，找到情绪的宣泄点，看到病友的好转和经验分享，从而找到坚持下去的勇气。

💬 **问题 42. 患者住院期间发烧了，并要求医生立即为其开药。**

【核心知识点】

发烧是身体对感染的一种自然反应，体温升高可能是多种原因引起的。
退烧药物的选择应基于病因、体温高低及患者的个体差异。
物理降温和药物治疗都是应对发烧的常用方法。

【不良示范】

好的，我马上让医生给你开药。

【正确示范】

【针对普通患者】您好，我理解您现在一定很不舒服。首先，我们需要确定一下您的体温，您能告诉我您量体温的结果吗？好的，您的体温是 37.5℃。通常，如果体温不是特别高，我们可以先采取一些物理降温的方法，比如用湿毛巾敷额头、多喝水等。如果体温较高，我们会根据情况给您开适合的退烧药。我现在就给您量一下体温，然后再决定下一步怎么做。

【针对知识需求高的患者】您好，我理解您现在一定很不舒服。发烧是身体对抗感染的一种自然反应，通常在体温不是特别高时，我们可以先采取一些物理降温的方法，比如用湿毛巾敷额头、多喝水等。如果体温较高，我们会根据情况给您开适合的退烧药。此外，退烧药的选择需要根据病因和个体差异来定，比如布洛芬等非甾体抗炎药可以帮助降低体温，但它们的作用机制和适用情况有所不同。我现在就给您量一下体温，然后再决定下一步怎么做。

👍【点评】

在不良示范中，没有询问病情，直接开药，可能会忽视患者具体状况和需求。在患者表达需要开药时，护士首先询问体温，这既是判断病情的依据，也能让患者感受到护士对其的重视。通过询问和解释，护士可以迅速消除患者的焦虑心理，并根据患者的具体情况提供个性化的建议。此外，根据患者的知识水平提供不同程度的专业知识解释，可以在患者面前树立专业和权威的形象，有助于后续治疗工作的开展。最后，通过实际行动（如量体温）让患者再次感受到被重视。这种沟通方式不仅能够缓解患者的焦虑，还能够确保患者得到最合适的治疗。

💬 问题 43. 护士发口服药，患者问 不打针，光吃这么点药，病能好吗?

【核心知识点】

口服药和使用注射类针剂各有优缺点。

1. 注射类针剂

优点：①起效快速，适合紧急情况；②适用于无法口服药物的患者；③剂量准确，吸收不受消化系统影响。

弊端：①需要专业人员操作；②可能引起疼痛或局部反应；③容易引起感染。

2. 口服药

优点：①使用方便，患者可自行服用；②无创，减少感染风险；③适合长期治疗。

弊端：①起效较慢；②吸收受消化系统影响；③可能引起胃肠道不适。

【不良示范】

医生给你怎么开，你就怎么吃就是了。

【正确示范】

【针对普通患者】医生今天给您查完房之后给您开的药是结合了您之前做的检查、检验结果和您现在的一些症状的，这个口服药是医生针对您目前的情况经过对比制订出的比较适合您的治疗方案。按时服药非常重要，能够帮助您快速康复。如果有任何不适或疑问，可及时与我们沟通，祝您早日康复。

【针对知识需求高的患者】这个口服药是医生结合您之前做过的检查和目前表现出来的症状，制订出的一个比较适合您的治疗方案。您现在所患的疾病（假如是糖尿病／高血压等慢性病，进行疾病相关知识的科普）是一种慢性疾病，这个口服药的作用是用于治疗／辅助治疗您现在出现的症状的（科普药物作用及优点）。吃药去控制对您平时的病情控制，安全系数是比较高且有效的，同时也方便您日后的复诊。（假如是感冒、咳嗽等一些急性期的疾病，进行疾病相关知识的科普教育；对药物输注滥用会导致耐药性的产生、注射容易发生感染，不利于日后身体的康复进行科普教育）。

【点评】

回答"医生给你怎么开，你就怎么吃就是了"容易给患者一种敷衍、不耐烦的感觉，容易导致护患冲突的发生。患者提问实际上是担心口服药作用缓慢，觉得注射类针剂的使用对病情康复作用速度更快。通过使用注射类针剂，能更快地康复，重新投入到正常的工作与生活中。因此，对患者目前病情结合患者检查、检验结果进行解读，对患者进行相关疾病知识的科普，以及对该口服药的药物作用及优点进行详细介绍，对比针剂，口服药对患者的优点和便利点体现在哪里。可以让患者觉得心安，理解使用口服药治疗的原因，增加患者的依从性。同时，从科普疾病相关知识，切入正常情况下病程发展到好转的时间点，给予患者对于自身疾病的认识，对病程进展的时间窗的掌握，也能让患者放下急切的心态，平和对待。

💬 **问题 44.ICU 患者问：为什么我有糖尿病还要给我输糖水（5% 葡萄糖溶液作为溶媒配制某些药物）？**

【核心知识点】

5% 葡萄糖溶液可以作为某些静脉药物的溶媒，确保药物的有效性和稳定性。对于糖尿病患者，输注含糖液体时需要密切监测血糖水平，并相应调整胰岛素治疗。

👩‍⚕️ 【不良示范】

就是这样的。

👩‍⚕️ 【正确示范】

【针对普通患者】我们使用 5% 葡萄糖溶液作为一些药物的溶媒，以确保药物能够正确溶解并发挥作用。尽管您有糖尿病，但我们会密切监测您的血糖水平，并根据需要调整您的胰岛素剂量，以保持血糖稳定。

【针对知识需求高的患者】5% 葡萄糖溶液是作为某些静脉药物的溶媒使用的，这有助于确保药物的稳定性和有效性。对于糖尿病患者，我们会特别小心地监测您的血糖水平，并根据您的血糖变化调整胰岛素治疗量，以确保您的血糖控制在安全范围内。这种平衡是为了确保您能够从药物中获益，同时管理好您的血糖水平。

👍 【点评】

简单的回答可能会让患者感到困惑和担忧。详细解释使用葡萄糖溶液的原因及如何管理糖尿病，可以帮助患者理解治疗的必要性，并减少对血糖控制的担忧。通过提供这种解释，护士展现了对患者病情的理解和对治疗细节的关注，这有助于建立患者的信任，并促进患者对治疗计划的遵守。

⊙ 问题 45.物理治疗时，患者问：红外线烤灯为什么不发光？是不是越热越好？

【核心知识点】

红外线灯在临床上是一种物理治疗方法，一般简称为理疗灯。远红外线理疗灯具有促进血液循环的作用，并且可以加速患者伤口的愈合及消肿等。但是，由于理疗灯直径有限，因此一般都是对局部进行理疗。红外线理疗灯是可见光的红外线灯，它的辐射频率高、渗透性强，红外线波峰值严格控制在 1300nm，使红外线的波长刚好可以穿透人体真皮层，起到促进血液循环，增强肌肉对关节组织炎症的吸收能力，缓解关节炎症状，促进软组织损伤愈合的作用。使用红外线灯照射需要注意的是，小部位治疗采用 < 300W 的小功率辐射器，大部位治疗采用 > 500W 的大功率辐射器；病灶较深的选用短波红外线，对浅表部位的病灶选用长波红外线。功率 500W 以上，灯距应在 50 ～ 60cm 以上；功率 250 ～ 300W，灯距在 30 ～ 40cm；功率 200W 以下，灯距在 20cm 左右。照射时以皮肤感到微热为准，如果感到不热，切勿不断调近，要先用手感觉一下，或照其他部位看看是否真的不够热。就算调至低剂量照射，一次照射的时间最好控制在 15 ～ 20 分钟，即使温度不高，但如果照射过久，也可能会出现"低温烫伤"。老年人、糖尿病患者、截瘫患者对疼痛和温度变化不敏感，所以这类人群在使用红外线理疗仪时一定要有人陪伴监护。

【不良示范】

它本来就是不发光的，你感觉到发热就是在工作了。不是越热越好，你不要随意调节。

【正确示范】

【针对普通患者】您是看到红外线不发光担心它没有工作是吗？（患者回答说是的）其实红外线在工作时是不发光的，您感受到照射部位皮肤发热，它已经在正常工作了。温度适当就好，我已经为您调节好了时间和距离，温度过高的话容易烫伤皮肤组织，请您不要自行调节。如果照射过程中有任何不适，请及时告知我们。

【针对知识需求高的患者】您是看到红外线不发光担心它没有工作是吗？（患者回答说是的）其实红外线烤灯是通过红外线辐射来产生热效应，而不是通过可见光，所以您看不到它发光。温度并不是越高越好，适当的温度才能达到治疗效果。红外线照射时，您可能感觉不是很热，但是实际上热量在皮下累积，皮肤组织很容易因长时间接触低热物体而造成低温烫伤或其他不适。我们会根据您的具体情况调节合适的温度，确保治疗安全有效。

👍【点评】

患者提问实际是担心仪器不发光就是没有在工作，担心花了钱但是治疗没有做到位，虽是询问，其实也是一种提醒。如果回答"它本来就是不发光的，你感觉到发热就是在工作了。不是越热越好，你不要随意调节"，虽是言简意赅地回复了患者的提问，但是患者对烤灯是否有故障及护士调节的温度是否过低，没有达到治疗效果，还是满腹疑虑的。因此，向患者解释红外线烤灯的工作原理，并强调温度控制的重要性，可以提高患者的就医体验，提高患者满意度。

💬 问题 46. 严重烧伤时，患者问：我受伤的是皮肤，为什么打保胃针呢？

【核心知识点】

严重烧伤容易引起胃和十二指肠黏膜糜烂或溃疡，又称为 Curling 溃疡（应激性溃疡），是一种严重烧伤后常见的消化系统并发症。其表现为胃肠道黏膜水肿、充血、出血、糜烂，而随着病情进展，还可发生严重的消化道溃疡出血或穿孔，将直接威胁患者生命。发生原因如下。①胃肠黏膜缺血缺氧：大面积烧伤早期，体液大量渗出后有效血容量不足，机体进入休克代偿期，胃肠道血管收缩，导致黏膜缺血缺氧。②胃黏膜防御机制减弱：主要表现为碳酸氢盐屏障的保护作用受损及黏膜的再生修复障碍。③应激反应：应激反应会使消化系统功能出现异常，如胃酸分泌过多等，这可能加重胃部的负担或引发胃部不适。④进食不足：烧伤创面带来的疼痛和不适感可致患者食欲不振，进食减少，从而影响胃部的正常生理功能。⑤药物刺激：在治疗过程中使用的一些可能引发消化道反应的药物（如抗生素、镇痛药等），可导致患者胃肠道不适。⑥心理因素：烧伤作为一种毁损性意外伤害，其带来的疼痛、不适，以及外观改变、肢体功能障碍等均可引发患者的焦虑、紧张、抑郁等不良情绪，这些情绪因素可能间接影响消化道健康。临床上常用的保胃针（抑酸药），包括 H_2 受体阻断剂（替丁类）、PPI 质子泵抑制剂（拉唑类）和新型钾离子竞争性酸阻滞剂（伏诺拉生），有助于保护胃肠黏膜，旨在缓解消化道不适或预防胃肠黏膜进一步损伤。

【不良示范】

医生都是这样治疗的。

【正确示范】

【针对普通患者】您有没有胃部不舒服，比如出现恶心或者想呕吐的感觉呀？（患者可能回答没有）好的，医生给您开保胃针就是为了预防出现以上情况呢。虽然只是皮肤烧伤了，但烧伤面积大了可能会对全身器官功能造成影响，尤其是胃肠道最容易出现不适反应。我给您看看上腹部这块（必要时触诊或叩诊），嗯，有没有感觉肚子胀或者解柏油样便的情况？好的，没有出现这些情况说明使用保胃针是有一定的效果的，它不但可以保护胃肠道的健康，还可以促进消化道系统功能的早日恢复，是非常需要的。

【针对知识需求高的患者】您有没有胃部不舒服呀？（患者可能回答没有）好的，这么大面积的皮肤损伤一般会引发身体反应的。您在烧伤后伤口持续渗液会导致身体血容量相对不足，引发机体的休克代偿反应，即出现胃肠道黏膜缺血缺氧，主要表现就是您可能会出现厌食、腹胀、恶心、呕吐甚至黑便等情况，使用保胃针就是为了避免出现以上情况，不但可以保护胃肠道健康，还可以促进消化道系统功能的早日恢复，是非常需要的。

👍【点评】

　　回答"医生都是这样治疗的"虽说确实是治疗原则需要，但是没有让患者明白使用保胃针的必要性和重要性，会使患者产生抵触心理，甚至不配合治疗。患者提问实际上是心里有误解，担心误用药物影响身体健康。护士首先询问有无胃部不适症状，表现出专业性和对患者的关注。在严重烧伤的治疗原则中，无论患者是否出现胃肠道不适，都需要使用保胃针以保护胃肠功能，减轻烧伤对消化系统的影响。护士其次要做的就是迅速给予专业解释，有助于患者的理解和配合。最后对出现的胃肠道不适情况进行护理评估，将有助于及早发现病情变化，为医生的诊查治疗提供依据，同时发挥"前哨"作用，在患者出现不适的早期，给予及早关注和必要的专科处置。

💬 问题 47. 因疾病需要进行导尿，患者问：护士，这个尿管要插多久，会不会不舒服？

【核心知识点】

1. 导尿管留置时间

　　根据病情和医嘱，导尿管留置时间有所不同。一般短则几小时，长则数天甚至数周。短期留置（如手术后）通常为 1～3 天；长期留置（如尿潴留患者）可能需要数周。

2. 导尿管的不适感

　　插管初期可能会有轻微的尿道刺激感或不适，但一般会逐渐适应。长期留置可能出现尿道黏膜损伤、感染或膀胱痉挛。

3. 护理措施

　　①保持导尿管通畅，避免扭曲或受压。②定期更换导尿管和引流袋，预防感染。③观察尿液颜色、量和性状，及时发现异常情况。④患者教育：向患者解释导尿管留置的必要性和时间，缓解其焦虑情绪。指导患者如何配合护理操作，减少不适感。

👩‍⚕️ 【不良示范】

插多久要看情况，肯定有点不舒服，忍忍就过去了。

👨‍⚕️ 【正确示范】

【针对普通患者】您不用担心，这个尿管一般会根据您的病情留置一段时间。比如，如果是手术后，可能需要插 1 ~ 3 天；如果是其他情况，可能需要插更久。刚开始可能会有点不舒服，就像有点憋尿的感觉，但慢慢会适应的。我们会定期检查尿管，保持它通畅，减少不舒服的感觉。如果感觉很不舒服，您随时告诉我，我们会想办法解决。

【针对知识需求高的患者】您用的这个尿管主要是为了帮助您排尿，避免尿潴留。根据您的病情，尿管可能需要留置1 ~ 3天，甚至更久。刚开始插管时，可能会有一些尿道刺激感，比如觉得有点憋尿或者轻微疼痛，这是因为尿管对尿道黏膜有一定的刺激。但随着时间推移，您会逐渐适应。如果留置时间较长，可能会出现膀胱痉挛，我们会通过药物来缓解。同时，我们会定期更换尿管和引流袋，预防感染。如果您感觉很不舒服，比如疼痛加剧或者尿液颜色异常，一定要及时告诉我，我们会及时处理。

👍 【点评】

回答"插多久要看情况，肯定有点不舒服，忍忍就过去了"过于简单且缺乏同理心，容易让患者感到不被重视，增加患者的焦虑情绪。用简单易懂的语言安抚患者，同时提及常见不适感，并告知患者出现不适时及时反馈。在安抚患者的基础上，详细解释了导尿管留置的原因、时间、常见不适感及护理措施，让患者了解整个过程，增强患者的信任感。

💬 问题 48.伤口换药时，患者问：护士，我感觉伤口周围有点痒，是不是感染了？

【核心知识点】

1.伤口愈合过程中的痒感

伤口愈合过程中，新生组织和神经末梢再生会引起痒感，这是正常的愈合反应。瘙痒通常出现在伤口愈合的中期，表明伤口正在修复。

2.感染的判断

伤口感染的典型表现包括红、肿、热、痛，甚至有脓性分泌物。单纯的痒感不一定意味着感染，但如果伴有上述症状，则需要警惕感染可能。

3.护理措施

换药时观察伤口的红肿、渗出情况。嘱咐患者避免抓挠伤口，以免引起继发感染。若怀疑感染，及时通知医生处理。

☠【不良示范】

痒不一定是感染，没什么大问题。

【正确示范】

【针对普通患者】您别担心，伤口有点痒不一定是感染。伤口在愈合的时候，新生的皮肤会让人感觉痒，这是正常的。我会仔细看看您的伤口，如果没有红肿、流脓，就说明伤口正在正常愈合。不过，您要注意别去抓它，不然可能会引起感染。如果有其他不舒服，随时告诉我。

【针对知识需求高的患者】伤口愈合过程中出现痒感是比较常见的现象。这是因为伤口在愈合时，新生的组织和神经末梢会刺激皮肤，引起痒感。这通常是伤口正在修复的一个信号。不过，感染也可能引起痒感，但通常会伴有红肿、疼痛、发热或脓性分泌物。我会仔细检查一下您的伤口，看看有没有这些感染的迹象。目前来看，您的伤口没有明显的红肿或渗出，应该是在正常愈合。但您要注意，不要去抓伤口，以免引起继发感染。如果痒感持续加重，或者出现其他不适，建议及时通知医生。

👍【点评】

　　回答"痒不一定是感染，没什么大问题"过于简单，未对患者进行详细解释，容易让患者感到不被重视，同时无法缓解患者的担忧。用简单易懂的语言安抚患者，解释伤口痒的原因，并嘱咐患者避免抓挠，让患者感受到被重视。在安抚患者的基础上，详细解释了伤口痒的原因和感染的判断标准，让患者了解伤口愈合过程，增强患者的信任感。

💬 问题 49. 卧床患者翻身时，患者问：护士，老人睡眠比较浅，夜间能不能别叫醒翻身了？

【核心知识点】

1. 翻身的重要性

　　长时间卧床容易导致压力性损伤（又称压疮、褥疮）的发生，翻身是预防压力性损伤的关键措施之一。定期翻身可以改善局部血液循环，减少局部组织的持续受压，避免皮肤和组织损伤。

2. 睡眠与翻身的平衡

　　夜间翻身可能会短暂影响患者的睡眠质量，但长期来看，预防压力性损伤的发生对患者的整体健康更为重要。对于睡眠较浅的患者，可以采取一些措施减少翻身时的干扰。

3. 护理措施

　　采用合适的翻身频率（通常每2小时翻身一次）。使用减压床垫或软枕减轻局部压力。在翻身时尽量轻柔，避免大声唤醒患者。

🧑‍⚕️【不良示范】

　　不行，必须按时翻身，不然会出现压力性损伤。

【正确示范】

【针对普通患者】叔叔/阿姨，我理解您担心睡眠被打扰。但是翻身对您很重要，能防止长褥疮。褥疮一旦长起来，会很难受，也很难治疗。我们可以尽量轻一点，不吵醒您。如果实在不舒服，您随时告诉我们。

【针对知识需求高的患者】叔叔/阿姨，我理解您担心睡眠被打扰。不过，翻身是为了预防褥疮的发生。长时间卧床会让身体某些部位的皮肤和组织长时间受压，导致血液循环不畅，进而引起皮肤破损和感染。褥疮一旦形成，不仅治疗困难，还会增加感染的风险，影响您的整体恢复。我们会尽量在翻身时动作轻柔，避免大声唤醒您。另外，我们也可以使用减压床垫或软枕来减轻局部压力。如果您有任何不适，随时告诉我们，我们会尽量调整护理措施，让您更舒适。

【点评】

回答"不行，必须按时翻身，不然会长压力性损伤"过于生硬，未考虑患者的睡眠需求，容易让患者感到不被理解，增加患者的抵触情绪。用简单易懂的语言解释翻身的重要性，同时表示会尽量减少对患者的干扰，让患者感受到被理解。在安抚患者的基础上，详细解释了翻身的重要性、压力性损伤的危害及护理措施，让患者理解翻身的必要性，增强患者的信任感。

问题 50. 输液时，患者问：护士，一会儿等着去检查，这袋液体输注的速度可以调得快点吗？

【核心知识点】

1. 输液速度的调节原则

输液速度需要根据患者的病情、年龄、药物性质和治疗目的进行调整。一般成年人输液速度为 40～60 滴/分，儿童为 20～40 滴/分。某些特殊药物或病情可能需要更严格的速度控制。

2. 快速输液的风险

过快输液可能导致心脏负担加重，引起心力衰竭或肺水肿，尤其对于心功能不全或老年患者风险更高。某些药物快速输注可能引起不良反应，如过敏反应、低血压等。

3. 沟通与解释

向患者解释输液速度的调节原则和快速输液的风险，缓解患者的焦虑情绪。根据患者的具体情况，适当调整输液速度，确保安全。

【不良示范】

不行，输液速度不能随便调快。

【正确示范】

【针对普通患者】叔叔／阿姨，我理解您想快点去检查的心情。不过，输液速度不能调得太快。输得太快，心脏一下子负担太重，可能会不舒服，甚至有危险。我们会尽量把速度调得合适一些，让您能按时去检查。您放心，我们会安排好的。

【针对知识需求高的患者】叔叔／阿姨，我理解您想快点去检查的心情。不过，输液速度需要根据您的病情和药物的性质来调节。输得太快，心脏一下子负担太重，可能会引起心力衰竭或肺水肿，尤其是对于心功能不全的患者风险更高。另外，有些药物快速输注可能会引起不良反应，比如过敏、低血压等。我们会根据您的情况，尽量把输液速度调节到合适的范围，同时也会协调检查的时间，让您能按时完成检查。如果您有任何不适，随时告诉我们。

【点评】

回答"不行，输液速度不能随便调快"过于简单且缺乏解释，容易让患者感到不被理解，增加患者的焦虑情绪。用简单易懂的语言解释输液速度不能调快的原因，同时表示会尽量安排好患者的时间，让患者感受到被理解。在安抚患者的基础上，详细解释了输液速度调节的原则和快速输液的风险，让患者理解输液速度的重要性，增强患者的信任感。

💬 **问题 51.护士，我是高血压病还经常有低血钾，去了很多地方都治不好，最后有医生让我来看泌尿外科，我一个内科病为什么要来外科住院?**

【核心知识点】

1. 高血压和低血钾可能是由原发性醛固酮增多症引起的，这是一种常见的内分泌性高血压。在高血压病的发病因素排查时，在不明确病因的情况下都是要检查肾和肾上腺的，而泌尿外科就负责肾或肾上腺相关疾病的治疗。

2. 肾上腺病变导致的高血压，具有一定的隐匿性，很多临床医生判断不需要外科治疗时，多数会采取药物治疗方式，当药物治疗效果不好时就要考虑采取手术治疗。

3. 肾上腺的分泌功能，肾上腺体积小但具备分泌类固醇与儿茶酚胺等生物活性激素的功能，所以一旦出现病变、分泌异常会对患者全身产生严重的影响，其中醛固酮激素分泌过多就会导致高血压合并低钾血症。

4. 手术切除肾上腺或切除增生的组织可以控制其分泌功能，达到控制症状的目的。

【不良示范】

因为你的病可能需要手术，所以要来泌尿外科。

【正确示范】

【针对普通患者】您这个情况可能是肾上腺疾病导致，需要切除病变的部分，这是需要手术治疗的。您可能听说过，高血压和低血钾一般是内科问题，但有时候它们可能和肾上腺有关。肾上腺是一个小小的腺体，但它分泌的激素会影响血压和血钾。有些情况下，肾上腺长了一个小瘤子，会导致高血压和低血钾。这种情况下，泌尿外科医生可以通过手术把瘤子切掉，这样您的血压和血钾就能恢复正常了。所以，虽然您觉得这是内科病，但其实是需要外科手术来解决问题。

【针对知识需求高的患者】您是不是在之前血压和低钾血症一直都控制得不好？（患者会回答是的）。您目前的症状保守治疗效果不好的情况下就需要进行外科手术治疗，我查看过您的初步诊断为原发性醛固酮增多症，这类疾病的患者主要表现就是高血压与低钾血症，在疾病早期由于醛固酮激素分泌的量不足时血压与低钾血症可以通过药物治疗及口服补充缓解，当疾病发展到一定程度时就会导致严重的血压升高及低钾血症。您目前的状况就不是很好，但值得高兴的是找到了治疗这种疾病最好的地方，就是泌尿外科进行肾上腺的外科手术，目前这项手术的创伤很小、恢复时间很快，在手术治疗后您的健康就会得到康复，不再依赖口服补钾与大量口服降血压药物。但是想要完全恢复到健康状态，还需要您的努力，手术后我们会给您介绍相关的康复技巧，现阶段希望您能充分地认识这种疾病，配合医生尽快完善检查，如果您有任何问题都可以来咨询我。

👍【点评】

　　临床护理工作中医生与护士的工作会有交叉，需要相互补充工作。此问题在临床中常见，而且一般门诊医生都做过详细解释，患者再次发问多数是因为更换了陪诊人员或者自身想再次确认相关信息，对门诊医生存在怀疑的态度。这时候被询问人的回答非常重要，简单的打发式或不专业的回答都会加剧患者的不信任感，专业而又亲切的回复会让患者迅速建立起信任的基石，帮助患者理解其病情和为何需要泌尿外科的介入，增强了患者的理解和合作意愿。针对不同知识水平的患者，提供了不同深度的解释，体现了专业性和人文关怀，便于后期的工作。

💬 问题 52. 急性肝损伤时，患者问：护士，每天输这么多液体，这些药物会加重我肝脏的负担吗?

【核心知识点】

1. 保肝药物对肝脏的影响

（1）改善肝细胞代谢：保肝药物能够改善受损的肝细胞代谢，促进肝细胞的再生和修复。例如，维生素类药物可以参与碳水化合物、脂肪和蛋白质的代谢，保持代谢所需酶的活性。

（2）增强肝脏解毒功能：解毒类保肝药物如还原型谷胱甘肽、硫普罗宁等，通过提供巯基或葡萄糖醛酸，提高肝脏的氧化、还原等解毒能力，减轻有害因素对肝脏的影响。

（3）促进肝细胞修复：多烯磷脂酰胆碱等药物可以修复受损的肝细胞膜，促进肝细胞再生，改善肝功能。

（4）减轻药物代谢负担：肝脏是药物的主要代谢器官，保肝药物本身也需要在肝脏中进行代谢和转化。如果长期大量使用，可能会增加肝脏的代谢负担。因此，在使用保肝药物时，需要根据患者的具体情况合理选择药物种类和剂量，避免过量使用。

（5）与其他药物的相互作用：保肝药物可能与其他药物发生相互作用，影响其他药物的代谢和效果。例如，某些药物可能会诱导或抑制肝脏中的药酶，从而影响其他药物的代谢。

2. 急性肝损伤的治疗药物

（1）甘草酸制剂、水飞蓟、还原型谷胱甘肽等。

（2）对于急性药物性肝损伤，应停止使用导致肝损伤的药物。推荐异甘草酸镁或双环醇用于谷丙转氨酶显著升高的急性肝细胞损伤型患者。

3. 输液对肝脏的影响

（1）输液的必要性：在急性肝损伤期间，输液是为了维持水电解质平衡、补充营养、纠正酸碱失衡、提供必要的药物治疗等。

（2）输液的负担：输液时药物直接进入血液循环，浓度较高，对肝脏的负担较重，但这是在医生严格监控下的必要治疗措施。

【不良示范】

不会加重负担的，放心吧。

输液确实会对肝脏造成一定负担，但这是治疗的需要，你不用担心。

🧑‍⚕️【正确示范】

【针对普通患者】您好，输注的液体主要是为了维持您的体液平衡和补充营养，帮助您的身体更好地恢复。至于药物，它们主要是保肝药物，可以减轻肝脏的炎症，促进肝细胞的修复。虽然肝脏在急性损伤时代谢能力会有所下降，但这些药物的剂量和种类都是经过精心筛选和计算的，以确保在不加重肝脏负担的情况下发挥治疗作用。我们会定期检查您的肝功能指标，确保药物没有对您的肝脏造成额外的负担，确保治疗的安全和有效。如果您有任何不适，比如恶心、腹痛等，请及时告诉我们，我们会及时调整治疗方案。

【针对知识需求高的患者】您每天输的液体是为了帮助您的肝脏恢复健康。输液的目的是维持水电解质平衡、补充营养、纠正酸碱失衡、提供必要的药物治疗等。我们会根据您的具体情况和耐受性，合理控制输液速度，避免过快导致心脏负担加重。我们使用的主要是保肝药物和抗炎药物，这些药物虽然会对肝脏有一定的负担，但这是在医生严格监控下的必要治疗措施。具体药物包括：

氨基酸、脂肪乳等：补充必要的营养物质，以支持肝脏的修复和功能恢复。

异甘草酸镁：是目前唯一具有急性药物性肝损伤适应证的药物，可有效降低急性药物性肝损伤患者的谷丙转氨酶和谷草转氨酶水平，促进肝损伤恢复。

双环醇：是首个开展治疗急性药物性肝损伤适应证注册研究的口服药物，可有效降低急性药物性肝损伤患者的谷丙转氨酶和谷草转氨酶水平。

其他药物：如甘草酸二铵、复方甘草酸苷、水飞蓟素类、谷胱甘肽、多烯磷脂酰胆碱等，这些药物多具有良好的安全性，可合理使用。

输液时药物直接进入血液循环，浓度较高，对肝脏的负担较重，但这是为了快速达到治疗效果。在治疗过程中，医生会密切监测您的肝功能指标，包括肝酶、胆红素、凝血功能等，以评估药物对肝脏的影响，并根据监测结果及时调整治疗方案，确保治疗的安全性和有效性。如果您有任何不适，如穿刺部位疼痛、肿胀或渗血，请及时告知医护人员，我们会及时调整治疗方案。

👍【点评】

　　"不会加重负担的，放心吧"或"输液确实会对肝脏造成一定负担，但这是治疗的需要，你不用担心" 这种回答过于笼统和简单，没有详细解释输液的必要性和药物的具体作用，患者可能会感到不放心或产生误解。正确示范回答详细解释了输液的必要性和药物的具体作用，同时强调了医生的监控和调整，增强其对治疗的信心和配合度。针对知识需求高的患者回答不仅详细解释了输液的必要性和药物的具体作用，还提供了详细的药物信息和监测措施，让他们能够更好地理解整个治疗过程，减少焦虑和不安。

💬 问题 53. 护士，我肚子好疼，为什么宫口还不开？如果不开的话，我就一直这样疼着吗？有没有什么办法能快点开或者不那么疼？

【核心知识点】

1.开宫口的过程

　　开宫口是分娩过程中的一个重要阶段，通常分为潜伏期和活跃期。潜伏期开宫口较慢，活跃期则较快。

2.宫口不开的原因

　　（1）宫缩不规律或强度不够。

　　（2）胎位异常，如枕横位、枕后位等。

　　（3）头盆不称，即胎儿头部与母体骨盆不匹配。

　　（4）宫颈异常，如宫颈口较硬、宫颈评分低。

　　（5）精神心理因素，如过度紧张。

3.疼痛管理

　　采用 NRS 对产妇的疼痛程度进行评估。对产妇进行疼痛宣教，包括产前疼痛的主要原因、无痛分娩的使用与普及、缓解疼痛的方法，可以通过药物和非药物方法进行缓解。

　　（1）非药物方法：①指导产妇运用拉玛泽呼吸法及分娩辅助器具（分娩球、分娩凳、助行车等）缓解疼痛。拉玛泽呼吸法是基于各产程的力学特征、疼痛规律，制订节律性呼吸，缓解生产过程中的疼痛感。该方法鼓励妇女调整自己的呼吸节奏以达到舒缓紧张情绪、降低疼痛的效果，同时也能使她们把更多的精力放在对呼吸的掌控上，从而有助于顺畅地完成整个生育过程。②热敷：用热毛巾或温热水袋在产妇背部热敷几分钟，有助于减轻宫缩引起的分娩疼痛。③音乐疗法：在产程中聆听音乐，放松心情。④注意休息：在腹部疼痛较轻时坐下或者躺着休息，积蓄力量。⑤改变姿势：如靠卧姿、跨坐、靠椅坐，以及与爸爸呈拥抱的姿势等。

（2）药物方法：①催产素，在医生指导下使用，可以促进子宫规律宫缩，帮助开宫口。②镇静药物，如地西泮、盐酸哌替啶等，可以帮助产妇充分休息，从而帮助宫口打开。

4.促进开宫口的方法

（1）一般方法：①更换姿势，如侧卧位、半蹲位、胸膝卧位等，纠正胎位。②适当运动，如下床行走、爬楼梯等，帮助胎先露下降。

（2）医疗干预：①催产素。适用于产力较弱的产妇。②人工破膜。在宫颈口已经开始软化但进展缓慢时，用针头刺破胎膜，促进子宫收缩和宫颈口张开。

5.能量管理

（1）及时补充能量，优先选择经口摄入功能性饮料，避免饮用含有咖啡因的饮料。

（2）开放静脉通路，若因呕吐或其他原因进食不足者给予静脉补液，首选乳酸钠林格溶液。

【不良示范】

你只能忍着，宫口不开我们也没办法。
疼痛是正常的，你只能自己承受。

【正确示范】

【针对普通产妇】您好，开宫口是一个自然过程，每个人的情况都不同。但宫口不开可能有多种原因，比如宫缩不规律、胎位不正、头盆不称、宫颈较硬或者您太紧张了，我们会密切监测您的开宫口情况。您肚子疼是因为宫缩，您可以尝试以下方法来缓解疼痛：拉玛泽呼吸法、

临床护患沟通技巧指导手册

热敷、听音乐或改变姿势帮助宝宝入盆来缓解疼痛。如果这些方法效果不明显，医生可能会考虑使用催产素或进行人工破膜来帮助开宫口。请您保持冷静，积极配合医生，我们会一直陪伴在您身边。

【针对知识需求高的产妇】您好，开宫口是一个自然过程，分为潜伏期和活跃期，潜伏期开宫口较慢，活跃期则较快。我们会进行疼痛评估，在潜伏期每3小时评估1次，活跃期每2小时评估1次。宫口不开可能有多种原因，包括宫缩不规律或强度不够、胎位异常（如枕横位、枕后位）、头盆不称、宫颈较硬或宫颈评分低及过度紧张等心理因素。这些因素都可能影响宫口的扩张速度。您可以尝试以下方法来缓解疼痛：拉玛泽呼吸法、热敷、听音乐或改变姿势帮助宝宝入盆来缓解疼痛。在产程活跃期，禁食固体食物，以高能量、半流质、流质食物为主，适当补充功能性饮料。如果这些方法效果不明显，医生可能会考虑使用催产素促进子宫规律宫缩，帮助开宫口。或采取人工破膜：在宫颈口已经开始软化但进展缓慢时，用针头刺破胎膜，促进子宫收缩和宫颈口张开。请您保持冷静，积极配合医生的指导和治疗，我们会一直陪伴在您身边，确保您和宝宝的安全。

👍【点评】

　　不良示范的回答过于简单，没有提供任何实际的帮助或信息，可能会增加产妇的焦虑和不安。正确示范的回答详细解释了宫口不开的原因，提供了多种缓解疼痛和促进开宫口的方法，同时强调了医生的专业指导和陪伴，能够有效缓解产妇的焦虑。针对知识需求高的产妇，介绍了医疗干预的原理，让她们能够更好地理解整个过程，减少焦虑和不安，增强其对医疗团队的信任，满足其个性化的需求。

184

💬 问题 54. 家属在手术室外等候时，家属问：护士，等候区屏幕上显示手术已经顺利结束，为什么不能直接回病房？

【核心知识点】

1. 麻醉复苏

麻醉药物会抑制呼吸、循环等生理功能，术后患者需要在复苏室等待药物代谢，直至意识清醒，呼吸、心率、血压等生命体征平稳，才能转回病房。

2. 创口监测

术后创口存在出血风险，医护人员在特定观察区域可及时查看伤口渗血、引流液情况，以便迅速处理出血问题，同时观察有无感染等异常。

3. 并发症防控

不同手术有特定并发症，如腹部手术的吻合口漏、胸部手术的气胸等，在复苏室便于医护及时发现并处理，避免病情恶化。

👨‍⚕️【不良示范】

这是医院规定，我也没办法，你就等着吧。

👨‍⚕️【正确示范】

【针对普通家属】您好，手术结束并不意味着患者能马上回病房哦。手术后医生要先确保患者的伤口处理妥当，包扎好伤口防止感染和出血。而且患者刚做完手术，身体还很虚弱，麻醉药效也可能还没完全过去，需要在恢复室观察一段时间，看看生命体征是不是平稳，比如心跳、呼吸、血压这些。只有各项指标都稳定了，我们才会把患者安全地送回病房，这样您也能更放心，对吧？

【针对知识需求高的家属】您好，手术完成并非治疗终点，术后患者通常不会马上返回病房，而是在特定区域观察，这对保障其安全与康复极为关键。手术中用的麻醉药会抑制呼吸、循环等功能。术后患者要在复苏室等药物代谢，直到意识清醒、呼吸平稳、心率血压正常、血氧饱和度达标，才符合回病房条件。这期间我们会密切监测生命体征，处理异常情况。术后创口有出血风险，像血管结扎线脱落、凝血异常都可能引发。在复苏室，医护能及时查看伤口敷料渗血和引流液情况，发现出血可迅速止血。同时，也能观察创口有无感染迹象，以便尽早处理。不同手术有特定并发症，比如腹部手术可能出现吻合口漏，胸部手术可能出现气胸。在复苏室，医护凭借专业经验和设备能及时识别并处理这些并发症，避免病情恶化。手术结束后暂不回病房，是为了全面保障患者安全，促进其顺利康复。

👍【点评】

"这是医院规定，我也没办法，你就等着吧"这种回答显得护士很冷漠，没有解释原因，容易让家属觉得护士在敷衍，可能会引发家属的不满情绪。患者家属询问此问题，多出于对亲人的担忧和对手术流程的不解，内心焦虑且渴望知晓详情。护士正确回答能有效缓解家属焦虑，让他们了解手术后续安排的必要性，避免不必要的误解，也有助于建立良好的护患关系，利于患者后续护理配合。

💬 问题 55. 患者本身患有高血压，但今日测量血压时发现血压处于正常范围，于是询问：我今天血压正常，降压药就不吃了吧？

【核心知识点】

高血压是一种长期的慢性疾病，需要持续管理和控制。即使血压暂时降至正常范围，也不应随意停药，因为高血压的病情具有波动性和潜在风险。

👩‍⚕️【不良示范】

嗯，那你今天就先别吃吧。

【正确示范】

【针对普通患者】虽然您今天的血压正常，但高血压需要长期管理，不能因为一时的正常就停药。降压药是为了保持血压稳定，减少高血压带来的危害。建议您继续按时服药，并定期监测血压。"

【针对知识需求高的患者】高血压的病情具有波动性，即使今天血压正常，也不代表高血压已经治愈。降压药的作用在于控制血压，减少高血压对血管和其他器官的损害。如果擅自停药，可能会导致血压反弹，甚至引发更严重的健康问题。因此，建议您继续按时服药，并定期监测血压和身体状况。同时，您可以通过健康饮食、适量运动等方式来辅助降压。

【点评】

正确示范中，护士针对普通患者和知识需求高的患者分别给出了合理的建议。对于普通患者，护士强调了高血压的长期性和降压药的重要性；对于知识需求高的患者，护士则进一步解释了降压药的作用和擅自停药的危害。这样的回答既符合患者的实际情况，又能够确保患者得到正确的医疗指导。

问题 56. 宫颈癌筛查结果阳性，是不是老公有问题？我该怎么办？

【核心知识点】

宫颈癌筛查结果阳性不一定意味着患有宫颈癌，可能是炎症、感染等多种原因引起。需要进一步检查明确诊断。同时，宫颈癌的发生是多种因素综合作用的结果，不能简单归因于伴侣。

【不良示范】

跟你老公没关系。

【正确示范】

【针对普通患者】您先别太担心，宫颈癌筛查结果阳性并不一定就是得了宫颈癌哦，有可能是一些炎症或者其他原因引起的。我们还需要做进一步的检查来确定具体情况。关于您担心老公的问题，宫颈癌的发生是多种因素综合作用的结果，不一定和您老公有关。您现在最重要的是配合医生做好后续的检查。

【针对知识需求高的患者】您得知宫颈癌筛查结果阳性，心里肯定很担心。其实，这个结果阳性并不等同于患有宫颈癌，很多时候可能是宫颈的炎症、HPV 感染等原因导致的。我们需要通过进一步的检查，比如阴道镜检查、病理活检等，来明确诊断。宫颈癌的发生与多种因素有关，包括自身的免疫力、生活习惯、遗传因素等，不能简单地认为是您老公的问题。您和您老公都可以保持良好的生活习惯，定期进行体检。现在您就安心配合我们做好后续的检查和诊断吧。

【点评】

直接说"跟你老公没关系"会让患者觉得护士没有认真对待她的担忧。护士应先解释筛查结果阳性的多种可能性，再说明宫颈癌发生的相关因素，让患者了解情况并配合进一步检查。

问题 57. 患者行输尿管碎石取石术后，病人家属发现患者小便中有结石颗粒。患者问：护士，手术中不是把结石清理干净了，怎么尿里面还有结石呢？

【核心知识点】

1. 结石密度大于尿液，尿液中的结石会发生沉积。

2. 输尿管碎石取石术中包含碎石与取石两个过程，较大的结石不能直接取出，需要使用高能激光"钬激光"照射击碎，击碎后的结石体积变小、数量增加，部分结石变成泥沙状，稍大块的结石会使用夹具取出，但是过于细小的结石就只能使用生理盐水冲洗出输尿管，冲洗下来的结石一部分在手术中就通过尿管排出体外，还有一部分在手术后缓慢排出，这个过程的长短与患者术后小便量有关。

3. 泌尿系统解剖结构中输尿管下端为膀胱，尿液在膀胱储存，后经尿道排出。尿液在膀胱内暂存时较重的物质会发生沉积，在排尿活动中沉积的物质排出困难。

4. 泌尿系统结石手术后的健康宣教：①大量饮水保证尿量充足，以达到内冲洗作用与尿液稀释的目的，将碎石颗粒排出体外并避免尿液浓缩结晶。充足的尿量还可以避免沉积的碎石附着在膀胱内壁形成膀胱结石。②避免长时间不改变体位：改变体位可以影响结石沉积，所以长期卧床、久坐、久站都是结石发生的危险因素。③饮食指导：需要根据结石的成分、代谢状态调节饮食。④药物预防：通过化学药物改变尿液 pH 及尿液成分等来抑制结石或溶解结石。⑤特殊性预防：甲状旁腺功能亢进者需要手术切除腺瘤或增生的组织来减少对尿液的影响，尿路梗阻、感染、异物者还需要积极治疗原发病与控制症状。

【不良示范】

都是这样的。

【正确示范】

【针对普通患者】碎石取石术后有一部分无法通过手术取出的结石会通过尿路排出，您看到的是不是都是像沙子一样的？（患者会回答是的）当您出院后也是需要每日保证充足的饮水，这些沙子样的结石排得越干净，以后结石复发的可能性就越低。

【针对知识需求高的患者】我来检查一下，输尿管碎石取石术的患者都会在术后排出一些细小的结石颗粒，这些颗粒是手术中使用激光碎石产生的颗粒，较大的结石在激光的照射下会裂开变成小的结石，针对小结石手术中会使用架子或拦网来取出，但是太小的颗粒无法使用器械取出，手术中会在输尿管内放置支架及冲洗来促进细小颗粒的排出，这时候颗粒进入膀胱会随着排尿进一步排出体外。为了把这些颗粒尽量地排除干净，需要您配合我们加强饮水，多饮水可以增加尿量，在身体内部冲洗细小颗粒加快排出。当然在排石的同时我们会有一份结石预防宣教的资料给到您，希望对您结石复发的预防起到一定作用。

👍【点评】

　　回答 "都是这样的" 可以正面回答多数的疑问，但是没有从根本上让患者或家属了解事情发生的原因，患者或家属会带着疑问，这些疑问可能会转化为质疑，增加护患不信任感，不利于护患关系的和谐发展。通过正确示范的回答，患者会了解很多知识，从而改变信念与行为，达到更好的健康宣教效果，进而促进患者及陪护人员的健康保健效果。促进健康及恢复健康是护理工作的主要目标。

💬 **问题 58. 人工肝术后，患者问：护士，我这个人工肝置管会影响我下床活动吗？我能做什么活动？**

【核心知识点】

1. 人工肝置管后的活动限制

（1）术后需要卧床休息 24 小时，期间所有日常活动，包括进食、如厕都应在床上完成。

（2）24 小时后可逐渐下床活动，但应避免剧烈运动。人工肝治疗间歇期间，置管侧肢体应避免弯曲到 90°，如厕应使用坐便，避免用力解大便。

（3）穿刺部位应按压至少 30 分钟，凝血功能差的患者可能需要按压更长时间，股静脉穿刺处需要用沙袋压迫 6 小时。

2. 允许的活动类型

（1）轻微活动：如在床上翻身、坐起、轻微的肢体活动等，但需要注意不要过度用力，避免置管处受压或滑脱。

（2）下床活动：24 小时后可以逐渐下床活动，但应避免剧烈运动，如跑步、跳跃等。

（3）日常活动：如缓慢行走、轻度家务活动等，但需要注意不要过度劳累。

（4）血栓预防：适当按摩及指导患者进行肢体主动和被动功能锻炼，保证充分的血液循环，减少血栓形成风险。

3. 置管护理

（1）保持穿刺部位清洁干燥，避免感染，定期更换敷料。

（2）观察置管部位有无渗血、肿胀、疼痛和感染。若实施股静脉留置导管，那么留置导管侧肢体 6 小时内不宜屈曲。

（3）正确体位：睡眠时避免卧于置管侧，以免压迫导管或因摩擦使导管外移。

4. 并发症的预防

（1）注意观察穿刺部位有无渗血、肿胀等情况，防止血栓形成。

（2）若实施股静脉留置导管，每班测量置管部位下 5cm 的腿围及对侧相应部位的腿围，以便及时发现有无水肿和血栓形成。

【不良示范】

人工肝置管后，你需要卧床休息，不能下床活动，否则会有风险。你可以稍微动一动，但不要动太多。

【正确示范】

【针对普通患者】人工肝置管后，您需要在术后 24 小时内卧床休息，所有日常活动，包括进食、如厕都应在床上完成。24 小时后，您可以逐渐下床活动，如缓慢行走，但要避免剧烈运动。请确保活动时不要拉扯到置管部位。同时，要注意保持穿刺部位的清洁干燥，避免感染。如果您在活动过程中感到任何不适，如穿刺部位疼痛、肿胀或渗血，请及时告知我们，我们会立即处理。我们会一直陪伴在您身边，确保您的安全。

【针对知识需求高的患者】人工肝置管后，置管处需要特别注意护理，以防止感染和出血。术后 24 小时内建议卧床休息，所有日常活动，包括进食、如厕都应在床上完成，以减少导管移位和出血的风险。24 小时后，您可以逐渐下床活动，但要避免剧烈运动，如跑步、跳跃等。在活动时，可以用手轻轻按压置管穿刺处，防止导管滑脱或受压。同时，要注意保持穿刺部位的清洁干燥，避免感染。

具体护理措施包括：

穿刺部位护理：穿刺部位应按压至少 30 分钟，凝血功能差的患者可能需要按压更长时间，股静脉穿刺处需要用沙袋压迫 6 小时。

敷料管理：敷料每周更换 2 次，如被血液、体液浸湿或污染后，立即消毒并及时更换。

症状观察：如出现皮疹、瘙痒，以及穿刺部位疼痛、麻木、肿胀、渗血、渗液等不适，应及时告知医护人员。

体征监测：为防止感染，需要每日监测体温、脉搏和血压。

如果您在活动过程中感到任何不适，如穿刺部位疼痛、肿胀或渗血，请及时告知医护人员。我们会一直陪伴在您身边，确保您的安全。

👍 【点评】

"你可以稍微动一动，但不要动太多"这种回答过于简单，没有提供足够的信息，没有详细解释术后活动的具体限制和允许的活动类型，容易让患者感到焦虑和无助。正确示范详细解释了术后活动的具体限制和允许的活动类型，同时强调了置管护理的重要性和注意事项，让患者感到安心和被重视。对知识需求高的患者，还提供了详细的护理措施，让他们能够更好地理解整个过程，减少焦虑和不安。

💬 问题 59. 护士，我这个肝动脉化疗栓塞术后的压迫止血器戴得我很不舒服，能不能早点取了？

【核心知识点】

1.压迫止血器的作用

肝动脉化疗栓塞术后使用压迫止血器是为了防止穿刺点出血、渗血等并发症，确保血管闭合和伤口愈合。

2. 压迫止血器的优点

压迫止血器优于人工压迫止血法，其压板直接按压穿刺点，能保持其压力均匀、固定、适宜，保留最佳穿刺通道。其透明的材质，可全程观察止血状况，从而有利于避免或减少并发症的发生。

3. 压迫止血器的使用时间

通常需要持续压迫 4 ～ 6 小时，若无穿刺点出血、渗血等情况，可解除压迫。但具体时间需要根据患者个体情况和医生建议而定。

4. 过早去除的风险

过早去除压迫止血器可能导致穿刺部位出血、血肿等并发症。

5. 缓解不适的方法

在压迫止血器使用期间，可通过适当调整压迫程度，首次减压时间为术后 1.0 ～ 1.5 小时，并以患者的主观感受和客观指标（如皮肤青紫、末梢循环变差等）为观察指标，采取动态减压策略，减少术肢出血及血肿的风险，增进患者舒适程度。通过踝泵运动降低血管痉挛及术侧肢端的麻木感和肿胀，还可以通过转移注意力等方式缓解不适。

【不良示范】

你再忍忍吧，这是规定，不能提前取。

不舒服也没办法，这是为了你好。

【正确示范】

【针对普通患者】我理解您现在可能感到不舒服。但动脉压迫止血器在肝动脉化疗栓塞术后是非常重要的。它能有效防止穿刺点出血和血肿形成，确保您的安全。通常情况下，我们需要等待至少 4 ～ 6 小时，具体时间需要根据您的恢复情况和医生的建议来定。我们会定期检查您的穿刺部位，确保没有异常。我们会尽力帮助您缓解。如果您感到非常不适，请告诉我们，您的医生会根据您的具体情况给出专业的建议。

【针对知识需求高的患者】根据最新的临床研究，动脉压迫止血器在肝动脉化疗栓塞术后的应用可以显著缩短止血时间并减少并发症的发生率。一项研究表明，使用动脉压迫止血器的患者，其止血操作时间和肢体制动时间均低于对照组。并且动脉压迫止血器还能有效降低局部渗血、血肿形成和皮肤瘀斑的发生率。通常需要佩戴 4～6 小时。长时间使用压迫止血器可能会导致皮肤压力性损伤。因此，我们通常会在确保没有出血风险的情况下，逐渐减少压迫力度，并在适当的时候完全解除压迫器。如果您感到不适，请告诉我们，医生会根据您的具体情况调整压迫止血器的使用时间和方式，以确保您的舒适度和安全性。

👍【点评】

　　不良示范的回答过于简单，没有解释原因并缺乏同理心，会让患者感到无助和被忽视。回答患者的问题时，重要的是要提供准确和实际的帮助选项，全面且易于理解。对于普通患者，应使用简单明了的语言解释为何需要继续使用压迫止血器，并强调其重要性。对于知识需求高的患者，则应提供更多的细节和科学研究支持，同时解释可能的风险和医生如何管理这些风险。在整个沟通过程中，保持耐心和同情心是非常重要的，确保患者感到被支持和理解。

💬 问题 60. 护士，我做了肝动脉置管化疗的手术后为什么要多喝水还要记小便量？

【核心知识点】

1. 肝动脉置管化疗术后多喝水的原因

　　（1）降低术后发热反应：研究表明，肝动脉化疗栓塞术后保持足够的水分摄入可以显著降低术后发热反应，从而减少因发热引起的体能消耗。

　　（2）维持体内电解质平衡，改善血液循环：适量饮水有助于维持体内电解质平衡，维持血液的适当黏度和血容量，这对于维持正常的血液循环至关重要。

　　（3）减少毒副作用：肝动脉置管化疗后，多喝水有助于促进化疗药物的代谢和排泄，减少药物对肾的毒性作用。口服碳酸氢钠片碱化尿液，可防止药物结晶，减轻肾损害。

2.记录小便量的重要性

（1）监测药物代谢和排泄：记录尿量可以帮助医生了解药物在体内的代谢和排泄情况，及时调整用药剂量。部分病人由于治疗期间摄入水量过少或肿瘤细胞大量崩解坏死可能出现少尿或肾功能损害，故每次治疗第 1 ~ 2 天需要注意水化，保证尿量 > 2000ml/d。

（2）预防并发症：密切观察尿液的量、颜色及性状，若尿色深而浑浊，尿量偏少，应立即通知医生，有助于及时发现和处理如肾功能异常或脱水等可能的并发症。

【不良示范】

这是医生的要求，你照做就行了。
多喝水对你有好处，别问那么多。

【正确示范】

【针对普通患者】在肝动脉置管化疗手术后，多喝水是为了帮助您的身体更好地代谢和排出药物，减少药物对肾的负担，同时也能降低术后发热的风险。每天喝足够的水对您的恢复非常重要。至于记录小便量，可以帮助我们监测您的肾功能和体液平衡，确保药物剂量适当，并及时发现任何可能的并发症。这样可以帮助我们及时发现并处理任何异常情况，确保您的安全和健康。

【针对知识需求高的患者】由于化疗药物的毒性反应和大量癌细胞坏死由肾排泄致肾功能受损，常用的化疗药物中以丝裂霉素、卡铂对泌尿系统的损害较为严重，同时使用大量碘油及含碘造影剂也会引起血管内皮细胞受损而引起肾血流状态异常，最终导致肾功能损伤。为防止上述损害发生，需要您术后应加强补液，多饮水。多饮水可以帮助您更好地代谢和排出药物，同时也能降低术后发热的风险。请记住，每天喝足够的水对您的恢复非常重要。多饮水或大量静脉补液，保证在术后前 6 小时尿量 > 100ml/h，1 ~ 2 天需尿量 > 2000ml。其他时间饮水量可能在 25 ~ 30ml/（kg·d），具体数值应根据您的体重和临床状况进行调整。至于记录小便量，这是因为我们需要了解药物在您体内的代谢情况，确保药物剂量适当，并及时发现任何可能的并发症。这样可以帮助您的医生更好地调整治疗方案，确保您的安全和健康。肝动脉化疗栓塞术后保持足够的水分摄入可以显著降低术后发热反应，增加患者的舒适感，减少因发热引起的体能消耗，改善生活质量。此外，适量饮水还有助于维持体内电解质平衡，促进新陈代谢，缓解化疗引起的口干、恶心和脱水等不适。

👍【点评】

　　不良示范的回答缺乏详细解释和同理心，无法让患者真正理解其重要性。正确示范不仅提供了科学依据，还详细解释了多喝水和记录小便量的具体作用，使患者更容易理解和接受。针对知识需求高的患者还从肝动脉置管化疗手术的特点给予更详细的说明，并引用了相关研究数据，满足不同层次的患者的需求。

💬 问题 61. 护士，我刚做了放射性粒子植入的手术，回家后会不会对家人有伤害？如果有的话我需要怎么预防？

【核心知识点】

　　1. 放射性粒子的特性：放射性粒子植入后会在体内持续释放辐射，但其辐射范围有限，通常集中在植入部位附近。通过采取适当的防护措施，可以有效降低这种风险。^{125}I 放射性粒子半衰期约 60 天，200 天后剂量几乎衰变为零，对人体无辐射。

　　2. 患者及家属需要了解辐射防护的基本知识，应遵循"时间防护、距离防护、屏蔽防护"三原则，即照射的积累剂量与照射时间成正比，照射剂量受距离平方反比定律，屏蔽防护是指粒子植入术后的患者应穿铅衣、使用铅毯或戴铅帽等防护隔离措施。

　　3. 在术后初期，半年内患者家属应控制与患者接触的时间、距离（应保持至少 1m 距离），应避免与儿童、孕妇和宠物长时间近距离接触，以减少辐射暴露的风险。必要时可使用铅围裙等防护设备。

4. 如有放射性粒子从体内掉出来，不要用手去拿，将粒子用勺子或镊子捡起放入带盖瓶中，立即送交医护人员，不可随意丢放。

5. 患者应遵循医生的建议，定期进行辐射剂量监测，以确保辐射水平在安全范围内。

【不良示范】

没事的，回家后正常生活就行，不用太担心。

辐射很小，不会对家人有影响，你放心吧。

【正确示范】

【针对普通患者】您好，放射性粒子植入后确实会释放少量辐射，但辐射范围有限，主要集中在植入部位附近。但请放心，通过采取一些简单的防护措施，我们可以有效降低这种风险。为了确保家人的安全，建议您回家后 6 个月内，与家人保持 1m 以上的距离，尤其是避免与孕妇和儿童长时间近距离接触。如果您需要长时间与家人相处，可以使用铅围裙等防护设备。遵循医生的建议，定期进行辐射剂量监测。如果您有任何疑问或担忧，请随时与我们联系。

【针对知识需求高的患者】您好，放射性粒子植入后会在体内持续释放辐射，但其辐射范围有限，主要集中在植入部位附近。辐射会随着植入时间而衰减，^{125}I 放射性粒子半衰期约 60 天，200 天后剂量几乎衰变为零，对人体无辐射。根据辐射防护的"时间、距离、屏蔽"三原则，建议您回家后 6 个月内，与家人保持 1m 以上的距离，尽量减少与孕妇和儿童的长时间近距离接触，出院后 2 个月内最好保持 2m 距离。如果需要长时间相处，可以使用铅围裙等屏蔽材料。我们会为您提供具体的防护措施和指导，确保您和家人的安全。您应该遵循医生的建议，定期进行辐射剂量监测，以确保辐射水平在安全范围内。

> 👍 【点评】
>
> 　　不良示范的回答简单告知患者无须担心，因为辐射风险极低，而忽略了提供具体的防护措施和建议，可能导致患者和家属对潜在风险认识不足，存在安全隐患。正确示范的回答详细解释了放射性粒子的特性及防护原则，并提供了具体的防护措施，能够有效缓解患者的焦虑，同时确保患者和家属的安全。针对知识需求高的患者提供粒子衰减的知识，可以帮助他们更好地理解和进行防护管理。

💬 **问题 62. 患者出院后需要继续口服激素，患者问：护士，我明天出院了，激素副作用大，我能不能自己不吃药了？会有什么影响吗？**

【核心知识点】

1. 激素的副作用

　　长期大剂量使用，可能导致医源性肾上腺皮质功能亢进，诱发或加重感染，导致骨质疏松、高血压、高血糖、青光眼、精神失常、消化性溃疡等严重不良反应。

2. 突然停药的危害

　　可能导致医源性肾上腺皮质功能不全、反跳现象（原有症状加重）、糖皮质激素抵抗（加大剂量无效）等副作用。

3. 停药指征

　　（1）非严格按照适应证用药的情况，考虑停药。

　　（2）使用糖皮质激素治疗已达到最大期待治疗收益，考虑停药。

　　（3）充分使用糖皮质激素后仍不能达到满意疗效，考虑停药或更改治疗方案。

　　（4）使用时出现严重不良反应时，考虑停药或更改治疗方案。

4. 正确减量方法

　　应逐渐减量，避免突然停药。具体减量方案需要根据患者的具体情况和医生的建议进行。

【不良示范】

激素副作用确实比较大，但您不能自己停药，否则会有副作用。你还是应该听医生的，出院指导上怎么写你就怎么吃。

【正确示范】

【针对普通患者】我理解您的担心，医生会根据您的病情和身体状况，制订一个安全的减量计划，以减少副作用的风险。激素确实有副作用，但您不能自己停药，突然停药是非常危险的，可能会导致停药反应，比如头晕、恶心、乏力等，甚至可能使您的病情加重。正确的做法是逐渐减量，这需要在医生的指导下进行。如果您对药物有任何疑问或不适，及时和医生沟通，他们会帮您调整用药方案。请不要自行停药，以免影响您的健康。

【针对知识需求高的患者】我理解您的担心，医生会根据您的病情和身体状况，制订一个安全的减量计划，以减少副作用的风险。激素确实有副作用，但您不能自己停药。突然停药可能会导致医源性肾上腺皮质功能不全、原有症状加重、加大剂量无效等副作用。正确的做法是逐渐减量，这需要在医生的指导下进行。根据临床指南，停药指征包括：①非严格按照适应证用药的情况，考虑停药。②使用糖皮质激素治疗已达到最大期待治疗收益，考虑停药。③充分使用糖皮质激素后仍不能达到满意疗效，考虑停药或更改治疗方案。④使用时出现严重不良反应时，考虑停药或更改治疗方案。使用激素过程中常见的不良反应包括：医源性肾上腺皮质功能亢进；高血压、高血糖、感染、骨质疏松、青光眼、精神失常、消化性溃疡的诱发或加重。当您观察到以上症状时需要及时前往医院就诊，具体减量方案需要根据您的具体情况和医生的建议进行。请不要自行停药，以免影响您的健康。

【点评】

只是简单回答不可以，或让患者自己按照出院指导来吃，没有详细解释为什么不能停药及停药可能带来的具体影响，容易让患者感到不安，同时患者也不能充分意识到停药所带来的危害和风险，无法引起患者重视，依从性难以保证，可能导致患者误解或忽视用药的重要性。患者出于对激素副作用的恐惧，才会提出疑问。首先要跟患者解释服用激素的必要性，同时告知随意停药的风险，并在解释过程中对患者的担心表示理解，用耐心专业的语言也能增强患者对护士的信任感。详细解释激素的作用机制、停药风险及应对措施，有助于患者理解并配合治疗。患者能够更好地理解激素治疗的必要性和停药风险，从而积极配合治疗，避免因自行停药导致病情恶化。

问题 63. 在病房里给患者做造影宣教时，患者家属问：护士，必须要做造影才能检查出有没有问题吗？做彩超、心电图行不行？

【核心知识点】

造影检查能够提供更详细的血管影像，对某些疾病的诊断更为准确，是目前诊断冠心病的金标准。

彩超和心电图可以提供初步的心脏功能和结构信息，但不如造影详细。

【不良示范】

不行，必须做造影。

【正确示范】

【针对普通患者和家属】 造影能提供更清晰的血管图像，帮助医生更准确地判断病情。彩超和心电图是初步检查，如果需要更详细的血管信息，造影是更好的选择。

【针对知识需求高的患者和家属】 造影通过注射造影剂来显示血管结构，对于诊断某些心脏疾病更为精确，是目前诊断冠心病的金标准。彩超可以评估心脏结构和功能，心电图可以检测心脏电活动，但它们提供的信息不如造影详细。根据您的具体情况，医生会推荐最合适的检查方法。

👍 【点评】

　　简单的"不行"回答可能会让患者和家属感到困惑和不安。通过解释不同检查方法的优势和局限性，可以帮助患者家属理解为什么需要做造影，同时也展示了护士的专业知识。

💬 **问题 64. 患者刚做完冠脉造影，就问：护士，医生说我没啥大问题，明天可不可以出院了？**

【核心知识点】

　　冠脉造影后需要观察一段时间，确保没有并发症。出院决策需要根据患者的具体情况和医生的评估。

👨 【不良示范】

　　应该可以。

👨 【正确示范】

　　【针对普通患者】我们通常会在造影后观察一段时间，确保一切正常。明天是否可以出院，需要医生根据您的恢复情况来决定。
　　【针对知识需求高的患者】冠脉造影后，我们需要密切观察您是否有出血、血管损伤等并发症。出院决策是基于您的恢复情况和医生的评估，我们会在明天的查房时讨论您的出院计划。

👍 【点评】

　　直接回答"应该可以"可能会给患者错误的期待。通过解释观察的必要性和出院决策的过程，可以更准确地引导患者的期待，并展示护理工作的专业性。

💬 **问题 65. 在病房里给患者做造影宣教时，患者家属问：护士，做手术需要准备的用物必须全部准备吗？**

【核心知识点】

手术前的准备工作包括确保所有必要的物品和设备都已准备妥当，便于患者术后使用。

👤 **【不良示范】**

差不多就行了。

👤 **【正确示范】**

【针对普通患者和家属】是的，所有列出的物品都是必需的，以确保手术顺利进行。我们会一起检查清单，确保没有遗漏。

【针对知识需求高的患者和家属】术前准备包括确保所有必要的无菌物品和设备都已准备妥当。这有助于减少感染风险和确保手术安全。我们会详细检查每一项，以确保万无一失。

👍 **【点评】**

简单的回答可能会让患者和家属感到不确定。详细解释术前准备的重要性，可以增强患者和家属对手术安全的信心。

💬 **问题 66. 静脉输液治疗结束时，患者或家属问：这个小壶（墨菲式滴管）和管子里面还有液体和药，没有输进去会不会影响治疗效果？**

【核心知识点】

墨菲式滴管和输液管中剩余的液体量通常不会影响治疗效果。输液的总量和速度是根据医嘱和患者的需要来调整的。

> ### 🧑 【不良示范】
>
> 没事，都是这样的。

> ### 🧑 【正确示范】
>
> 【针对普通患者】剩余的液体不会影响您的治疗效果。我们会根据医嘱和您的需要来调整输液量。
>
> 【针对知识需求高的患者】墨菲式滴管和输液管中剩余的液体量通常不会影响治疗效果。输液的总量和速度是根据医嘱和患者的需要来调整的，以确保药物的有效性和安全性。

> ### 👍 【点评】
>
> 简单的回答可能会让患者感到不安。详细解释输液的管理和调整，可以帮助患者理解治疗过程，并减少不必要的担忧。

💬 问题 67. ICU 患者瓣膜置换术后、冠脉搭桥术后、主动脉 A 型夹层术后问：护士，饮食方面我有什么需要注意的吗？

【核心知识点】

1. 瓣膜置换术后患者需要低盐饮食，以控制心功能和减少水肿。需要避免可能影响抗凝药物效果的食物，特别是富含维生素 K 的食物。保持均衡饮食，以促进伤口愈合和整体恢复。

2. 冠脉搭桥术后患者需要低脂、低胆固醇饮食，以促进心脏健康。保持均衡饮食，以促进伤口愈合和整体恢复。

3. 主动脉 A 型夹层术后患者需要低盐饮食，以控制血压和减少心脏负担。需要避免高脂肪和高胆固醇食物，以降低血脂和避免血管进一步损伤。需要增加膳食纤维的摄入，以帮助控制血脂水平。保持均衡饮食，以促进伤口愈合和整体恢复。

【不良示范】

随便吃，没什么特别的。

【正确示范】

【针对普通患者】

（1）瓣膜置换术后，您需要遵循低盐饮食，以帮助控制心功能和减少水肿。同时，我们会提供具体的饮食建议，以确保您的饮食既营养又安全。

（2）冠脉搭桥术后，您需要遵循低脂、低胆固醇的饮食，这有助于您的心脏恢复。同时，我们会提供具体的饮食建议，以确保您的饮食既营养又安全。

（3）主动脉 A 型夹层术后，您需要遵循低盐和低脂肪的饮食，这有助于控制血压和促进心脏健康。我们会提供具体的饮食建议，以确保您的饮食既营养又安全。

【针对知识需求高的患者】

（1）瓣膜置换术后，您需要特别注意饮食，主要是低盐饮食以减轻心脏负担和减少水肿。此外，因为您可能需要服用抗凝药物，所以需要避免食用富含维生素 K 的食物，因为这可能会影响抗凝效果。我们会提供详细的饮食指导，包括推荐的食物和需要限制的食物，以帮助您维持健康的饮食模式，促进恢复。

（2）冠脉搭桥术后，您需要特别注意饮食，主要是低脂、低胆固醇饮食，以减轻心脏负担和促进血管健康。此外，增加膳食纤维的摄入可以帮助控制血脂水平。我们会提供详细的饮食指导，包括推荐的食物和需要限制的食物，以帮助您维持健康的饮食模式，促进恢复。

（3）主动脉 A 型夹层术后，您需要特别注意饮食，主要是低盐和低脂肪饮食，以减轻心脏负担和控制血压。避免高胆固醇食物，因为这可能会增加血管壁的负担。我们会提供详细的饮食指导，包括推荐的食物和需要限制的食物，以帮助您维持健康的饮食模式，促进恢复。

👍【点评】

　　简单的回答可能会让患者忽视饮食管理的重要性。详细解释饮食原则和个性化建议，可以帮助患者更好地配合治疗和康复。通过提供具体的饮食指导，患者可以更好地理解饮食调整的必要性，并积极参与到自己的健康管理中。强调饮食与血管健康之间的联系，可以增强患者对饮食调整重要性的认识。此外，教育患者关于饮食与血压控制之间的关系，可以帮助他们理解为何需要长期坚持健康饮食。

💬 问题 68. 护士，我 1 周前还挂青霉素类的药，没有青霉素过敏史，这次怎么还要做皮试？

【核心知识点】

　　如果青霉素停止使用超过 72 小时，再次使用必须重新做青霉素皮试。引起青霉素过敏反应的原因有很多，而且青霉素的批号也不同，所以超过 72 小时没有使用青霉素，下次再用青霉素时必须重新做青霉素皮试，否则有可能会引起过敏反应而危及生命。

【不良示范】

医生让做的。

【正确示范】

　　【针对普通患者】现在药品更新换代的速度特别快，同样的药物，不同的批次都可能引发过敏，如果青霉素停止使用超过 72 小时，按照最新的标准，我们需要再次使用前必须重新做皮试的。

　　【针对知识需求高的患者】现在药品更新换代的速度特别快，同样的药物，不同的批次都可能引发过敏。引起青霉素过敏反应的原因有很多，每次药物的厂家、批号有所不同，患者就医时的身体状态每次也有所不同，所以超过 72 小时没有使用青霉素，按照最新的标准，下次再用青霉素时必须重新做青霉素皮试，否则有可能会引起过敏反应而危及生命。

👍【点评】

　　回答"医生让做的"虽说可能是正常答案，但是会给患者敷衍、不重视的感觉。患者提问实际上是有疑惑而且不信任医护人员，再做一次皮试，患者觉得这是医院变相的收钱创收，也是过度医疗。护士通过解释告诉患者原因，可以迅速消除其担忧心理。至此，根据患者的日常表现，对其分层，给予不同程度的专业知识解释，可在患者面前树立专业和权威的形象，有助于后续护理工作的开展。最后，通过告知患者皮试的相关注意事项，让患者做到心中有数，避免类似情况发生，也能再次感受到被重视。

💬 问题 69. 重度烧伤后，为什么要 24 小时输液不能停呢？

【核心知识点】

　　重度烧伤是指烧伤总面积为 31% ～ 50%，或三度烧伤面积为 11% ～ 20%，或总面积达不到，但合并有休克、复合外伤、吸入性损伤等情况者。重度烧伤后人体皮肤失去了正常屏障的保护，体液会持续丢失，一般创面渗出以伤后 6 ～ 12 小时内最快，持续多达伤后 24 ～ 36 小时，可延至伤后 48 小时或更长时间。在此期间，患者最容易发生的是低血容量性休克，如得不到正确救治将导致多器官功能障碍甚至衰竭。补液疗法，即在患者伤后体液渗出期，给予不间断 24 小时持续静脉输液，以补充晶、胶体和水分、电解质的重要疗法，是目前临床纠正低血容量性休克最有效的方法。在输液过程中需要注意的是补液量的控制，补液速度，液体种类如晶、胶体液交替输入，以及密切监测患者神志、生命体征、尿量、末梢循环改善情况等指标。

【不良示范】

　　液体多，不这样打不完啊。

【正确示范】

【针对普通患者】您受伤后伤口是不是一直在渗出？（患者可能会回答渗出了很多水）这些大量渗出的水就包括血浆蛋白、电解质、水分等人体重要的成分，如果补充不及时，人体血容量持续减少，是可能导致生命危险的。不间断地给您输液就是要缓慢、匀速、持续地补充，一方面是要迅速补充您已经流失的体液成分，防止内环境紊乱导致的严重后果；另一方面是需要输入抗生素、各种维持您身体生理功能的成分和营养物质等，可减轻并发症，促进创面愈合。我们也会严密监测您身体各项指标改善情况的，等到您体液渗出少了，身体情况稳定了，补充的液体也就少了，就不需要24小时连续输液了。

【针对知识需求高的患者】您受伤后伤口是不是一直在渗出？（患者可能会回答渗出了很多水）这些大量渗出的水就包括血浆蛋白、电解质、水分等人体重要的成分，如果补充不及时，人体血容量持续减少，可能引发多器官功能障碍甚至衰竭，有生命危险。不间断地给您输液就是要缓慢、匀速、持续地补充，一方面是要迅速补充您已经流失的体液成分，以防止因体液失衡而引发休克；另一方面是需要输入抗生素预防感染，补充各种保障您身体正常生理功能的电解质、营养物质等，以维持电解质平衡和酸碱平衡，减轻并发症，促进创面愈合。我们也会严密监测您身体各项指标改善情况的，等到您体液渗出少了，身体情况稳定了，补充的液体少了，就不需要24小时连续输液了。

👍【点评】

回答"液体多，不这样打不完啊"虽说是事实，但是会给人一种生硬、迷茫、无奈的感觉。患者提问实际上是害怕大量输液增加身体痛苦，担忧增加陪护家属的夜间看护负担，同时对长时间的输液治疗心生恐惧。护士首先需要耐心解释补液治疗的重要性，取得理解、配合。其次告知护士会密切监测输液过程中各项指标的改善情况，最大限度保障生命安全，增加患者信任度。最后告知患者补液疗法只是短期治疗，可以迅速消除其担忧、恐惧心理。

问题 70. 我烫伤了，为什么伤口一直在渗出、出水？

【核心知识点】

烫伤后伤口持续渗出、出水，原因比较复杂，但基本原因是微循环障碍，毛细血管通透性增高，使血管内的血浆样液体很快渗入组织间隙或者渗出创面。渗出至组织间隙即为局部水肿；渗出至创面的液体如表皮未破溃即形成水疱，如破溃则表现为体液的持续渗出。渗出一般 2～3 小时即达高峰，6～8 小时丧失最多，18～24 小时后逐渐减少，36～48 小时后大多能停止。

【不良示范】

这是正常反应。

【正确示范】

【针对普通患者】我给您看看（患者展示伤口）。嗯，从烫伤到现在多长时间了呢？（患者回答具体时间）好的，看您的情况，现在还处于体液渗出期，在皮肤烫伤破损后，短时间内体液会从破损的伤口处持续渗出来，这是正常的生理反应。等 36～48 小时后这种渗出情况就会慢慢减轻，您现在可以勤（建议 4 小时更换一次）更换护理垫，保持伤口的清洁和干燥，医生也会及时给您换药的，不要担心。

【针对知识需求高的患者】我给您看看（患者展示伤口）。嗯，从烫伤到现在多长时间了呢？（患者回答具体时间）好的，依您的情况，现在还处于体液渗出期，在皮肤烫伤破损后，局部组织部位的毛细血管通透性会增加，使血管内的血浆样液体渗出到组织间隙或者创面，表现为局部组织的肿胀和伤口处形成水疱，水疱或上皮破损会呈现出出水、渗液的情况，并会持续 24～36 小时，这是正常的生理反应。等 36～48 小时后这种渗出情况就会慢慢减轻，您现在可以勤（建议 4 小时更换一次）更换护理垫，保持伤口的清洁和干燥，医生也会及时给您换药的，不要担心。

👍 【点评】

　　回答"这是正常反应"固然是正常答案，但会使患者产生答案过于简单、语气不耐烦的感受。患者提问应该是担心渗出的情况带来潮湿和不适，同时害怕液体不断丢失给身体带来不利影响。护士首先评估和检查渗出的具体情况，可以表现出关注和重视。然后解释造成渗出的专科原因，同时讲解针对此情况如何护理，可以很大程度消除患者的忧虑，让其安心。

💬 **问题 71. 我烧伤创面愈合了，为什么不能晒太阳？伤口处还会反复起疱、掉皮儿？**

【核心知识点】

　　烧伤伤口愈合后，新生的皮肤组织仍然处于脆弱和不稳定的状态，因此需要特别注意保护。

　　不能晒太阳的原因如下。①新生皮肤屏障功能未恢复：愈合后的皮肤表皮较薄，角质层未完全形成，缺乏对紫外线的防护能力；紫外线（UVA/UVB）容易穿透表皮，引发炎症反应，导致红肿、疼痛或色素沉着。②黑色素细胞功能受损：深度烧伤可能破坏黑色素细胞，导致愈合区域色素减少（白斑）或色素紊乱（色沉）；缺乏黑色素的保护，紫外线更容易对皮肤造成损伤。③皮肤附属器受损：烧伤可能破坏汗腺和皮脂腺，导致皮肤保湿能力下降，暴晒后更易干燥、脱皮。④瘢痕增生的风险：紫外线可能刺激成纤维细胞过度活跃，导致瘢痕增生或挛缩。⑤长期皮肤癌变风险：烧伤后皮肤细胞的 DNA 修复能力可能受损，紫外线照射可能诱发突变，增加皮肤癌风险。

　　伤口处会反复起疱、掉皮的原因如下。①新生皮肤结构不完整：愈合后的皮肤表皮较薄，细胞间连接不紧密，容易因摩擦、温度变化或紫外线刺激而受损，导致起疱或脱皮。②皮肤屏障功能未完全恢复：新生皮肤的角质层和脂质屏障未完全形成，锁水能力差，容易干燥、脱屑；外界刺激（如紫外线、汗液、摩擦）可能进一步破坏屏障，导致起疱或脱皮。③炎症反应持续存在：愈合后的皮肤可能仍处于慢性炎症状态，轻微刺激（如日晒、摩擦）即可引发局部红肿、起疱。④瘢痕组织的不稳定性：深度烧伤愈合后可能形成瘢痕组织，瘢痕区域的皮肤弹性差、血供不足，容易因外界刺激而受损。⑤感染或过敏反应：愈合后的皮肤抵抗力较低，可能因细菌感染或接触过敏原（如化妆品、药物）而出现起疱、脱皮。

【不良示范】

没事儿，都是这样的。

【正确示范】

【针对普通患者】您好，我来看一下您的伤口。（评估伤口确实已愈合）您的伤口确实是已经愈合了，但是烧伤后新生的皮肤较为娇嫩，晒太阳可能影响组织修复，甚至可能加重瘢痕形成或导致色素沉着。愈合后的皮肤保湿和抵抗能力弱，阳光暴晒或摩擦刺激等非常容易导致皮肤干燥、脱屑、起疱等，所以在伤口愈合后 3～6 个月内应注意严格防晒、做好保湿、避免摩擦和刺激，同时多摄入富含维生素 C、维生素 E 和蛋白质的食物，是能有效促进皮肤修复的。

【针对知识需求高的患者】您好，我来看一下您的伤口。（评估伤口确实已愈合）您的伤口确实是已经愈合了，但是烧伤后新生的皮肤组织较为娇嫩，阳光中的紫外线容易穿透表皮，可导致色素紊乱，表现为局部色素沉着（变黑）或色素脱失（变白）；还可能诱发局部红斑、水肿等炎症反应，延缓修复；也可能激活成纤维细胞，加剧瘢痕增生或挛缩（尤其在愈合后 3～6 个月的瘢痕活跃期）。愈合后的表皮组织较薄，组织结构疏松，保湿能力弱，屏障保护功能未完全恢复，抵抗力差，阳光暴晒、摩擦、汗液、感染等外界刺激容易引发皮肤干燥、脱屑、皲裂、起疱或瘙痒。所以在伤口愈合后 3～6 个月内应注意严格防晒、做好保湿、避免摩擦和刺激，同时多摄入富含维生素 C、维生素 E 和蛋白质的食物，是可有效促进皮肤修复的。

👍 **【点评】**

　　患者有此疑问首先是疑惑伤口到底是否已经愈合，经过评估，护士给予确定的答案。首先安抚患者的焦虑情绪，缓解患者对于伤口反复起疱、脱屑状况的不解和担心。然后分层告知避免暴晒的外界刺激的原因，以及以上影响因素对伤口愈合进程可能产生的作用，提升其重视程度，最后告知需要重点防范的时间阶段，让患者可以做到心中有数，明白脱屑和起疱等是愈合过程中的常见现象，及时采取有效的综合性干预措施，而不至于过分忧虑。

💬 **问题 72. 我产后伤口恢复不好，是医生的技术不行导致的？**

【核心知识点】

　　产后伤口恢复受多种因素影响，如个人体质、术后护理等，不能单纯归咎于医生技术。正确的护理和保持良好的生活习惯有助于伤口愈合。

👤 **【不良示范】**

　　这跟医生没关系。

👤 **【正确示范】**

　　【针对普通患者】您先别着急这么想哦，伤口恢复情况会受到很多因素的影响呢。每个人的体质不一样，恢复的速度和情况也会有所不同。您能不能跟我说说伤口具体是怎么个不好呀？我们一起看看是不是护理方面还可以再注意一下，这样说不定伤口会恢复得更好呢。

　　【针对知识需求高的患者】您觉得伤口恢复不好，心里肯定不好受。其实伤口的恢复不仅仅取决于手术操作，还和很多因素有关，比如您的身体状况、营养摄入、伤口的日常护理等。我们医生在手术时都会尽力做到最好的。您可以跟我详细讲讲伤口的情况，我们一起分析分析，看看怎么能让伤口更快地恢复。

　　直接说"这跟医生没关系"容易引起患者的反感。护士应先安抚患者情绪，引导患者说出伤口的具体情况，再解释影响伤口恢复的多种因素，体现对患者的关心和专业。

💬 **问题 73. 输液过程中，患者问：护士，液体输注到一半时怎么手肿了，是不是一开始就没扎好？**

【核心知识点】

液体输注中途手肿的原因有以下几方面。

1. 针刺损伤或针头异位

　　如果输液针不在正确的血管位置，液体可能进入组织间隙，导致手部肿胀。这种情况下，应通知医护人员检查并重新安置输液针。

2. 输液过快

　　如果输液速度过快，可能导致液体在手部迅速积聚，引起肿胀。建议减慢输液速度，并抬高患肢以减轻症状。

3. 药物外渗

　　如果输液过程中针头移动导致药物渗出血管，可能对周围组织造成刺激，导致肿胀。这种情况下，应立即停止输液，并处理药物外渗的问题。

4. 细菌感染或过敏反应

　　如果手部卫生处理不当或对输入药物过敏，可能引起感染或反应，导致肿胀。此时应立即停止输液，并根据需要使用抗生素或抗过敏药物。

5. 液体配比不当

　　如果输入液体的配比不当，可能导致渗透压异常，引起水肿。应检查液体的配比，确保符合医疗标准。

【不良示范】

　　怎么可能是我们一开始就没扎好呢？肯定是你输液时动了针头，所以才肿的。

【正确示范】

【针对普通患者】手肿了，您现在一定感觉很疼。我现在先给您把针拔了，把液体挤出来，以减轻对组织的损伤。手肿起来是什么时候发现的呢？（患者回答输注到一半就肿了）好的，那刚开始输注时，您有感觉到针头位置疼痛或者肿胀吗？（患者回答没有）那有可能是因为针头贴壁了，您输注过程中手移动过，针头就刺破血管，液体漏出到血管以外的组织，所以肿起来了。也有可能是输注的液体对血管刺激性比较大，导致液体外渗。我看您现在输注的液体是普通液体，渗漏到血管以外对组织影响不大，我给您把针拔掉，液体就从针口全部挤出来了。待会儿用 50% 硫酸镁给您湿敷，很快就好了。

【针对知识需求高的患者】我先给您把手肿的问题处理一下。您的手现在肯定很疼。我需要先给您拔针，然后将漏出到血管以外的液体使用无菌棉签挤出来，以减少药液浸泡组织，造成损害。您是什么时候发现手肿的呢？（患者回答输注到一半的时候开始肿了）好的，那有三种原因可能导致这种情况的发生。一是输注过程中，手有移动过，针头刺破血管，药液渗漏到血管以外的组织；二是所输液体的渗透压高，对血管壁造成损害，使药液渗漏到血管以外的组织，导致手肿。三是可能输液速度过快，药液蓄积。我刚刚查看了一下，您输注的是普通液体，且使用了可调输液器控制了输液速度。所以应该是第一种情况导致的药物渗漏。所幸您输注的液体对血管刺激性不大，所以，我把渗漏到周围组织的药液挤出来，再给您用 50% 硫酸镁溶液湿敷，很快手就可以成功消肿了。50% 硫酸镁溶液湿敷的主要作用包括：

1. 消肿：通过高渗作用减轻组织水肿。
2. 消炎：缓解局部炎症反应。
3. 镇痛：减轻疼痛和不适。
4. 促进血液循环：改善局部血流，加速愈合。

常用于扭伤、静脉炎、蜂窝织炎等局部炎症和水肿的治疗。使用时需要遵医嘱，避免长时间使用，以防刺激皮肤。

患者提问，言下之意是怀疑扎针没扎好导致后面的输液手肿。回答"怎么可能是我们一开始就没扎好呢？肯定是你输液时动了针头，所以才肿的"会瞬间形成对立的护患沟通氛围。而先解决患者手肿的问题，体现了护理站在患者角度，主动为患者解决问题的态度。再者，通过逐一罗列可能导致手肿的原因，最后确认最终原因，体现了医学实事求是的做事风格，不推诿、直面对，容易赢得患者的信任与尊敬。

💬 问题 74. 指标异常时，患者问：护士，看我的检验单这么多上下箭头，是不是病情很严重？

【核心知识点】

1. 检验指标异常的常见原因

检验指标出现异常可能与疾病本身有关，但也可能是暂时的、非病理性的变化。例如，饮食、睡眠、情绪、药物等因素都可能影响检验结果。

2. 检验指标异常的临床意义

某些指标轻度异常可能无明显临床意义，需要结合患者整体病情综合判断。指标严重异常通常会伴随明显症状或需要进一步检查。

3. 沟通与解释

向患者解释检验指标异常的可能原因，避免患者过度焦虑。强调医生会综合评估所有指标，制订合理的治疗方案。

【不良示范】

这个我不太清楚，等医生来了再说吧。

【正确示范】

【针对普通患者】叔叔/阿姨，您别着急，检验单上的箭头只是表示有些指标和正常范围不太一样，但这并不一定意味着病情很严重。有些指标可能会因为您最近的饮食、睡眠或者身体状态而有变化。医生会综合看这些指标，结合您的身体情况来判断。您放心，我们会密切关注您的病情，如果有需要，医生会进一步检查的。

【针对知识需求高的患者】叔叔/阿姨，我理解您看到检验单上有这么多箭头会感到担心。检验指标异常有多种原因，有些可能与您的疾病有关，但也可能是暂时的、非病理性的变化。比如，饮食、睡眠、情绪、药物等因素都可能影响检验结果。有些指标轻度异常可能并无明显临床意义，而某些指标严重异常通常会伴随明显症状。医生会综合评估所有指标，结合您的整体病情来判断是否需要进一步处理。您放心，我们会密切关注您的情况，如果有需要，医生会详细为您解释这些指标的意义。"

【点评】

回答"这个我不太清楚，等医生来了再说吧"回避问题，未对患者进行解释，容易让患者感到不被重视，增加患者的焦虑情绪。用简单易懂的语言安抚患者，解释指标异常的可能原因，缓解患者的焦虑情绪。在安抚患者的基础上，详细解释了指标异常的可能原因及临床意义，让患者理解检验结果的复杂性，增强患者的信任感。

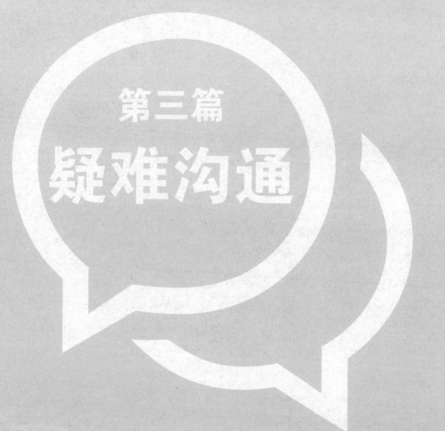

第三篇
疑难沟通

第一节　沟通理论与技巧

一、与特殊心理状态患者的沟通

1. 焦虑抑郁患者

这类患者常沉浸在负面情绪中，对病情过度担忧，缺乏治疗信心。护士沟通时需要保持温和、耐心，运用积极倾听技巧，让患者充分倾诉内心烦恼。例如，以轻柔的语气引导患者表达感受，"我能看出您最近心情不太好，愿意和我说说您在担心什么吗"？在回应时，给予肯定与鼓励，如"您的感受我完全理解，很多患者在这个阶段都有类似担忧，但通过积极治疗和我们的共同努力，情况会逐渐改善的"。同时，提供具体的应对方法，如介绍放松训练，帮助患者缓解焦虑抑郁情绪。

2. 愤怒敌对患者

患者因疾病痛苦、对治疗不满等原因，易产生愤怒敌对情绪。护士首先要保持冷静，避免被患者情绪影响。以平和、尊重的态度对待患者，如"我知道您现在很生气，能不能告诉我是哪些方面让您不满意，我们一起想办法解决"。认真倾听患者诉求，不急于辩解，待患者情绪稍缓，再解释相关情况，如治疗流程、药物作用等，消除患者误解，重建信任关系。

3. 认知障碍患者

如老年痴呆患者，其记忆力、思维能力下降。护士沟通时语言要简洁明了，一次只传达一个简单信息，例如"现在我们要吃药了"。使用温和、缓慢的语速和语调，配合简单的手势或动作辅助理解，如指着药盒示意吃药。同时，利用熟悉的事物或回忆过往经历与患者交流，唤起其积极情感，增强沟通效果。

二、与特殊病情患者的沟通

1. 危重症患者

这类患者病情危急，身体极度虚弱，心理上也承受着巨大压力。护士沟通时要言简意赅，避免过多复杂信息增加患者负担。在进行护理操作前，用简短清晰的语言告知患者目的和感受，如"现在给您吸个氧，会让您感觉舒服些"。同时，通过眼神交流、轻轻触摸等非语言方式给予安慰，让患者感受到被关怀。对于意识清醒但无法言语的患者，可采用点头、眨眼等方式进行简单沟通，及时了解其需求。

2. 传染病患者

传染病患者常因疾病传染性而产生自卑、孤独感，担心被歧视。护士在沟通时要展现出接纳和关爱，强调疾病可防可控，如"您的病虽然有传染性，但只要我们按照规范治疗和防护，很快就会好起来的"。尊重患者隐私，不随意泄露病情信息。在日常护理中，与患者保持适当的人际距离，但又要通过关心的话语和行动，让患者感受到温暖，如询问患者饮食喜好、关心其身体感受等，缓解患者心理压力。

3. 慢性病长期卧床患者

长期患病和卧床易使患者产生抑郁、烦躁情绪，对康复失去信心。护士沟通时要注重鼓励患者参与康复过程，如"您今天的状态看起来比昨天好一些，我们一起试着做一下简单的肢体活动，这对您的康复很有帮助"。定期与患者交流康复进展，增强其信心。同时，关注患者生活需求，如帮助调整舒适的体位、询问是否需要阅读书籍等，提升患者生活质量，改善护患关系。

第二节　沟通实践

在临床护理工作的复杂情境中，护士难免会遭遇患者提出的一系列极为疑难的问题，这些问题往往触及伦理的边界、人性的复杂层面，甚至可能关联到令人棘手的医疗事故相关话题。诸如患者询问在资源有限情况下如何抉择治疗方案，或是对生命维持与尊严死亡的权衡产生困惑，又或是对疑似医疗事故的责任认定与处理流程心存疑问。

这类问题的沟通难度堪称巨大，对护士的综合素质提出了近乎严苛的要求。护士不仅要精通医学专业知识，对各类疾病的诊疗细节、潜在风险等了如指掌，还需要深入研习伦理学、心理学等多学科知识，以便从多元视角理解和回应患者的困惑。在沟通技巧上，要极度审慎地选择措辞，每一句话都需要经过深思熟虑，既要传递准确信息，又要避免引发患者过度的情绪波动。

　　面对此类问题，护士需要展现出超乎寻常的耐心与同理心。通过耐心倾听患者的表述，挖掘其内心深处的担忧与诉求，用真诚的态度让患者感受到被重视。在回应时，以尊重患者价值观和情感为前提，逐步引导患者理解复杂的医学伦理逻辑和现实状况。同时，护士还需要具备强大的情绪管理能力，面对患者可能因问题敏感而产生的激动、愤怒等情绪，始终保持冷静与克制。

　　接下来，我们将深入剖析这类疑难问题的沟通场景，探讨护士如何凭借专业素养、沟通技巧与人文关怀，在复杂的医患关系中找到平衡，化解患者的重重疑惑，为护患沟通注入新的智慧与力量。

💬 问题 1. 送进来的药和食物，你们到底有没有给他用上？

【核心知识点】

　　在 ICU 中，患者的药物和食物管理是严格按照医嘱执行的。ICU 有严格的药物管理和分发流程，确保每位患者都能按时接收到正确的药物和营养。家属自制的食物需要符合无菌要求，并通过医生的评估才能给予患者。肠内营养药和家属自制流质食物（如米汤、米糊、汤等）是常见的进食途径，且常需要使用胃肠营养泵控制进食速度。

👩‍⚕️【不良示范】

我们当然给了。

👩‍⚕️【正确示范】

　　【针对普通患者】我理解您的担忧。在 ICU 中，我们有严格的药物和食物管理流程，确保每位患者都能按时接收到正确的药物和营养。您的亲人正在接受适当的治疗和营养支持。

　　【针对知识需求高的患者】我理解您的担忧。在 ICU 中，我们严格按照医嘱管理、使用药物和食物，确保患者的安全和治疗效果。这包括经口进食、经胃管鼻饲等途径，以及使用肠内营养药和家属自制流质食物。我们会定期与您沟通患者的治疗进展和营养状况。

👍【点评】

　　简单的肯定可能会让患者家属感到被忽视。通过解释 ICU 中药物和食物管理的重要性，并承诺会定期沟通，可以让患者家属感到被重视，并理解护理的严格性。护士在回应家属对患者药物和食物管理的疑问时，应强调 ICU 中严格的管理和分发流程，以及这些流程对患者安全和治疗效果的重要性。同时，承诺定期与家属沟通患者的治疗进展，可以增强家属的信任感和对护理工作的理解。

💬 **问题 2. 患者正在进行胸腔积液引流，但半小时后仍未有液体流出，患者非常焦急，要求医生立即过来。**

【核心知识点】

　　胸腔积液引流是一种常用的医疗手段，用于排出胸腔内的积液，以减轻患者的呼吸困难等症状。引流过程中，可能出现多种情况，如引流不畅、引流速度过慢等，需要医护人员及时判断和处理。

【不良示范】

　　别急，医生现在很忙，再等等吧。

【正确示范】

　　【针对普通患者】请您先别急，我立即去通知医生。在医生到来之前，我会先检查一下引流装置是否有问题，比如引流管是否堵塞或位置不当。请您放心，我们会尽快解决这个问题的。
　　【针对知识需求高的患者】我理解您现在的焦虑和不安，胸腔积液引流不畅确实可能让人感到困扰。我已经通知了医生，他会尽快过来查看。在等待期间，我想和您解释一下，引流不畅可能由多种原因导致，比如引流管的位置、患者的体位或胸腔积液的性质等。我们会逐一排查这些原因，并采取相应的措施来解决。同时，我也会密切关注您的病情变化，及时向医生汇报。

👍【点评】

　　不良示范的回答缺乏对患者情况的重视和解决问题的积极性，容易让患者感到无助和不满。而正确示范的回答则体现出了医护人员的专业素养和人文关怀，既安慰了患者的情绪，又给出了解决问题的具体行动方案，有助于增强患者的信任感和安全感。

💬 问题 3. 盐水打完患者按铃，护士迟迟没来，患者抱怨都半小时了才来。

【核心知识点】

　　在医院中，患者按铃通常是为了寻求护士的帮助，如更换输液、调整输液速度、询问病情等。护士在接到呼叫后，应尽快响应以满足患者的需求。若护士迟迟未到，可能会导致患者不满、焦虑，甚至影响患者的治疗效果和医院的整体服务质量。

【不良示范】

　　哎呀，抱歉让你等这么久，我们护士都很忙的，你稍微等一下不行啊！

【正确示范】

　　【针对普通患者】非常抱歉让您等待了这么久，这是我们的疏忽。我们会立即加强护士的巡视和响应速度，确保类似情况不再发生。感谢您的理解和耐心。

　　【针对知识需求高的患者】很抱歉给您带来了不便，我们了解到盐水打完您按铃后等待了半小时护士才到。这种情况确实不应该发生，我们会立即调查原因，并采取有效措施改进。同时，我们也会加强对护士的培训和管理，提高她们的服务意识和响应速度。感谢您的反馈，这对我们提升服务质量非常重要。

【点评】

不良示范的回答没有体现出对患者的尊重和歉意，反而将责任归咎于患者，容易引发患者的不满和投诉。而正确示范的回答则充分表达了对患者的歉意和重视，同时承诺会采取措施改进服务，并感谢患者的反馈。这样的回答既体现了医院的专业性和服务意识，也有助于缓解患者的不满情绪。

问题 4. 病房里更换液体时，患者问：护士，我都按了两次呼叫器了，怎么才来？

【核心知识点】

呼叫器是患者与护士沟通的重要工具，用于患者在需要帮助时及时联系护士。护士应及时响应呼叫器，确保患者的需求得到及时满足。

护士的工作负荷：护士在病房中需要处理多项任务，包括给药、换液体、处理紧急情况等，可能会导致响应呼叫器的时间延迟。

沟通与解释：向患者解释护士的工作情况，缓解患者的焦虑情绪。确保患者了解呼叫器的使用方法和响应时间。

【不良示范】

我很忙，没看到。

【正确示范】

【针对普通患者】对不起，让您久等了。刚才我们在处理其他病人的紧急情况，所以来晚了。现在我来帮您更换液体。以后如果有任何需要，请随时按呼叫器，我们会尽快赶来。

【针对知识需求高的患者】"对不起，让您久等了。刚才我们在处理其他病人的紧急情况，所以来晚了。我们护士在病房中需要处理很多

👍【点评】

不良示范的回答没有体现出对患者的尊重和歉意，反而将责任归咎于患者，容易引发患者的不满和投诉。而正确示范的回答则充分表达了对患者的歉意和重视，同时承诺会采取措施改进服务，并感谢患者的反馈。这样的回答既体现了医院的专业性和服务意识，也有助于缓解患者的不满情绪。

💬 问题 4. 病房里更换液体时，患者问：护士，我都按了两次呼叫器了，怎么才来？

【核心知识点】

呼叫器是患者与护士沟通的重要工具，用于患者在需要帮助时及时联系护士。护士应及时响应呼叫器，确保患者的需求得到及时满足。

护士的工作负荷：护士在病房中需要处理多项任务，包括给药、换液体、处理紧急情况等，可能会导致响应呼叫器的时间延迟。

沟通与解释：向患者解释护士的工作情况，缓解患者的焦虑情绪。确保患者了解呼叫器的使用方法和响应时间。

【不良示范】

我很忙，没看到。

【正确示范】

【针对普通患者】对不起，让您久等了。刚才我们在处理其他病人的紧急情况，所以来晚了。现在我来帮您更换液体。以后如果有任何需要，请随时按呼叫器，我们会尽快赶来。

【针对知识需求高的患者】"对不起，让您久等了。刚才我们在处理其他病人的紧急情况，所以来晚了。我们护士在病房中需要处理很多

任务，有时候可能会有一些延迟，但我们会尽量确保每位患者的需求都能及时得到满足。现在我来帮您更换液体。如果您有任何需要，请随时按呼叫器，我们会尽快赶来。

👍【点评】

回答"我很忙，没看到"过于简单且缺乏同理心，容易让患者感到不被重视，增加患者的焦虑和不满情绪。用简单易懂的语言向患者道歉并解释原因，同时表示会尽快处理患者的需求，让患者感受到被重视。在道歉的基础上，详细解释了护士的工作情况和可能的延迟原因，让患者了解护士的工作负荷，并表示会尽快处理患者的需求，增强患者的信任感。

💬 问题 5. 病房里换液时，患者问：护士，你们是不是对我有意见，为啥我的挂的水都看不清？管子和药都是棕色的？

【核心知识点】

避光药物通常是指输注时需要避光的药物，输注避光药物的作用主要是为了避免药物见光分解、失效，保证药物的疗效，否则影响治疗效果。需要注意的是，避光药物输注过程中不仅需要避光，还需要严格按照医嘱控制滴速，避免自行调整滴速影响治疗效果。此外，避光药物输注过程中还需要密切观察患者的反应，如出现恶心、呕吐、头痛等不适症状，应及时告知医生。

【不良示范】

就是这样的。

【正确示范】

【针对普通患者】您好！首先和您道个歉，抱歉（道歉的手势），我们输液时未告知您避光药物及输液器相关知识。其次，医生根据你的病情选择的药物，有助于你的恢复，但是这个药需要避光，不能见光，否则药物失效将达不到治疗的效果。您别紧张，棕色输液器及药是我们重点关注的，如果挂水期间不舒服，您及时按铃，我们汇报医生及时处理。

【针对知识需求高的患者】您好！首先和您道个歉，抱歉（道歉的手势），我们输液时未告知您避光药物及输液器相关知识。其次，医生根据你的病情选择的药物，有助于你的恢复，但是这个药需要避光，主要是为了避免药物见光分解、失效，保证药物的疗效，否则会影响治疗效果。需要注意的是，避光药物输注过程中不仅需要避光，还需要严格按照医嘱控制滴速，避免自行调整滴速影响治疗效果。此外，您别紧张，你的棕色输液器及药是我们重点关注的，如果挂水期间不舒服如出现恶心、呕吐、头痛等不适症状，我们汇报医生及时处理。

【点评】

回答"就是这样的"虽说可能是正常答案，但是会给患者敷衍、不重视的感觉。患者提问实际上是心理有顾虑及担忧并伴有情绪化，害怕避光药物及输液器影响身体。护士首先自查道歉做得不足之处，也能让患者感受到护士对其的重视，消除患者的情绪化。通过告知相关避光药物及避光输液器的知识，可以迅速消除其担忧心理。至此，根据患者的日常表现，对其分层，给予不同程度的专业知识解释，可在患者面前树立专业和权威的形象，有助于后续护理工作的开展。最后，通过告知后续的注意事项，让患者再次感受到被重视。

💬 **问题 6. 病房里换液体时，患者问：护士，你们是不是搞错了，我没有糖尿病，你们怎么还给我输胰岛素？**

【核心知识点】

胰岛素在体内是唯一降低血糖的激素，能增加葡萄糖的利用，促进脂肪、蛋白质的合成，抑制两者分解。

胰岛素的常规用途：胰岛素主要用于治疗糖尿病，特别是 1 型和部分 2 型糖尿病患者，以控制血糖水平。

胰岛素的非糖尿病用途：在某些特殊情况下，胰岛素也可能用于非糖尿病患者。例如，在某些严重疾病（如重度感染、创伤等）导致的应激状态下，身体可能会产生胰岛素抵抗，此时可能需要外源性胰岛素来控制血糖，防止高血糖对身体的进一步损害。

【不良示范】

没错，就是你的。

【正确示范】

【针对普通患者】您好！根据您的病情（该患者诊断为多发性骨折术后），您目前不能进食。您虽然没有糖尿病，但是可能会产生高血糖，它对您的身体会造成进一步的损害。

【针对知识需求高的患者】您好！根据您的病情（该患者诊断为多发性骨折术后），您目前不能进食。您虽然没有糖尿病，但是让我们先了解一下胰岛素的相关知识，胰岛素在体内是唯一降低血糖的激素，能增加葡萄糖的利用，促进脂肪、蛋白质的合成，抑制两者分解。胰岛素的常规用途：胰岛素主要用于治疗糖尿病，特别是 1 型和部分 2 型糖尿病患者，以控制血糖水平。胰岛素的非糖尿病用途：在某些特殊情况下，胰岛素也可能用于非糖尿病患者。例如，在某些严重疾病（如重度感染、创伤等）导致的应激状态下，身体可能会产生胰岛素抵抗，此时可能需要外源性胰岛素来控制血糖，防止高血糖对身体的进一步损害，你就是属于后者的。

👍【点评】

　　回答"没错，就是你的"虽说可能是正常答案，但是会给患者敷衍、不重视的感觉。患者提问实际上是心里有顾虑及担忧并伴有情绪化，害怕使用胰岛素影响身体。护士首先介绍胰岛素的作用，也能让患者感受到护士对其的重视，消除患者的疑虑。通过告知相关胰岛素的知识，可以迅速消除其担忧心理。至此，根据患者的日常表现，对其分层，给予不同程度的专业知识解释，可在患者面前树立专业和权威的形象，有助于后续护理工作的开展。最后，通过告知后续的注意事项，让患者再次感受到被重视。

💬 **问题 7. 病房里给患者吸氧时，患者问：护士，我又不缺氧，为什么要吸氧呀？（脑梗死患者）**

【核心知识点】

脑梗死患者吸氧有以下好处。

1. 改善脑组织缺氧
脑梗死发生后，部分脑组织的血液供应减少，导致氧气供应不足，吸氧可以增加血液中的氧含量，在一定程度上可缓解脑组织的缺氧状态；对于轻度缺氧的脑梗死患者，可能会减轻头晕、头痛等症状。

2. 促进神经功能恢复
缺氧会对神经元造成损伤，影响神经功能。适当的吸氧有助于为受损的神经元提供更好的氧环境，促进其恢复和修复。但神经功能的恢复程度还取决于脑梗死的严重程度和治疗的及时性。

3. 减轻脑水肿
脑梗死后常伴有脑水肿，进一步加重脑组织损伤。吸氧可以改善组织代谢，减轻脑水肿，降低颅内压，通常需要与脱水药物等其他治疗方法联合使用，以达到更好的治疗效果。

4. 提高治疗耐受性
在脑梗死的治疗过程中，如溶栓、介入治疗等，患者的身体负担较大，吸氧可以提高患者对治疗的耐受性，减少治疗相关的不良反应，与其他治疗措施协同作用，提高整体治疗的安全性和有效性。

5. 预防并发症

严重的脑梗死患者可能会出现呼吸功能障碍、肺部感染等并发症，吸氧有助于维持患者的呼吸功能，预防和减轻并发症的发生，是脑梗死患者综合治疗和管理的重要组成部分。

需要注意的是，吸氧的流量、时间和浓度要根据患者的具体情况由医生进行调整，以避免氧中毒等不良反应。

吸氧时需要注意：①氧气是一种高纯度气体，具有易燃、易爆等特性。因此，在氧疗过程中，应远离火源、避免阳光直射、避免在氧气设备附近放置易燃物品等。②一般情况下，成年人需要 1 ～ 4L/min。对于某些慢性病患者，如慢性阻塞性肺疾病（COPD）患者，需要低流量吸氧，一般在 1 ～ 2L/min；而严重哮喘患者则需要高流量吸氧，一般在 4L/min 以上。

🧑‍⚕️【不良示范】

你的病情需要吸氧，浓度已经给你调好了，请不要随意调节。

🧑‍⚕️【正确示范】

【针对普通患者】您得的疾病是脑梗死，脑组织处于缺血缺氧的状态。的确您说得有道理，不缺氧的患者可以不吸氧。但是您最新的 CT 检查结果显示，您目前处于脑水肿状态。吸氧可以减轻脑水肿，结合药物一起进行治疗，可以达到更好的治疗效果。现在吸氧的浓度我已经根据您的情况给您调节好了。请不要随意调节氧气浓度。因为氧气属于易燃、易爆气体，所以，在病房内请不要使用明火，也不要把易燃、易爆物品靠近氧气源。

【针对知识需求高的患者】您的想法是有一定道理的。最新的指南的确表示脑梗死患者不缺氧不推荐吸氧。但是在脑损伤或缺氧的情况下，脑细胞的线粒体会受到显著影响，导致三磷酸腺苷（ATP）生成减少。ATP 是细胞活动的基本能量来源，其生成的减少会影响脑细胞膜的稳定性和功能，从而引发细胞水肿。而您最新的 CT 检查结果显示您目前处于脑水肿阶段。吸氧可以帮助增加脑组织的氧供，促进脑细胞的代谢和功能恢复，从而有助于减轻脑水肿的程度。适当的吸氧有助于为受损的神经元提供更好的氧环境，促进其恢复和修复。那现在，我已为您调节好吸氧浓度，无须自行调节。由于氧气属于易燃、易爆气体，请不要在病房内吸烟、使用明火、充电等危险操作。

👍【点评】

患者提问有可能是因为对吸氧这个操作不理解。还有可能是因为吸氧时感觉鼻腔不适。回答患者目前病情处于一个什么样的阶段，从而引入为何需要吸氧，可以使得患者能更好地配合治疗。强调根据患者病情设定好适合的吸氧浓度，嘱咐患者不要自行调节氧浓度，可以避免患者知道吸氧对自己病情好转有帮助而盲目调大氧浓度，导致氧中毒的发生。宣教吸氧注意事项，有利于避免安全隐患的发生。

💬 问题 8. 护士，你们挂水都消毒的，怎么皮试没有给我用碘伏消毒呀？

【核心知识点】

做皮试之前需要对皮肤进行消毒。这是因为皮试是一种注射方法，尽管针头只进入真皮层以上，并不会到达皮下组织，但是皮肤表面存在大量的细菌，如果不进行消毒，这些细菌可能会通过针眼进入体内，引起感染。虽然皮试导致感染的风险相对较小，但是为了安全起见，还是应该进行皮肤消毒。在消毒剂的选择上，由于乙醇、碘伏等消毒药品可能会对皮肤产生刺激作用，从而影响皮试结果的观察，因此不建议使用。我们选用的是生理盐水消毒。

🧑【不良示范】

不需要，影响结果。

【正确示范】

【针对普通患者】做皮试之前需要对皮肤进行消毒。由于酒精、碘伏等消毒药品可能会对皮肤产生刺激作用，从而影响皮试结果的观察，因此不建议使用。可以选择使用生理盐水消毒。

【针对知识需求高的患者】做皮试之前需要对皮肤进行消毒。这是因为皮试是一种注射方法，尽管针头只进入真皮层以上，并不会到达皮下组织，但是皮肤表面存在大量的细菌，如果不进行消毒，这些细菌可能会通过针眼进入体内，引起感染。虽然皮试导致感染的风险相对较小，但是为了安全起见，还是应该进行皮肤消毒。在消毒剂的选择上，由于酒精、碘伏等消毒药品可能会对皮肤产生刺激作用，从而影响皮试结果的观察，因此不建议使用。可以选择使用生理盐水消毒，以上也是最新指南要求。

【点评】

回答"不需要，影响结果"虽说可能是正常答案，但是会给患者敷衍、不重视的感觉，没解决患者的顾虑。患者提问实际上是心理有担忧，害怕不消毒会带来副作用。护士首先肯定患者，给患者心理上一个肯定，从而获得患者的信任，用正确的理论知识来告诉患者结果，可以迅速消除其担忧心理。至此，根据患者的日常表现，对其分层，给予不同程度的专业知识解释，可在患者面前树立专业和权威的形象，有助于后续护理工作的开展。最后，通过解释，让患者再次感受到被重视。

💬 **问题 9. 心力衰竭患者的病情有所好转,要求坚持记24 小时出入量。需要家属配合,把日常的进食、水,排出的进行记录,便于医护人员统计和评估。家属问:护士,天天记天天记,好麻烦,而且记不准确,可不可以不记了?**

【核心知识点】

记录 24 小时出入量对于心力衰竭患者的液体管理至关重要。准确的出入量记录有助于评估患者的液体平衡和调整治疗方案。

【不良示范】

随便你,你去跟医生讲嘛。

【正确示范】

【针对普通患者和家属】记录出入量对于监控病情非常重要,可以帮助医生调整治疗方案。如果觉得困难,我们可以一起想办法简化记录过程。

【针对知识需求高的患者和家属】出入量记录对于评估心力衰竭患者的液体平衡至关重要。准确的数据可以帮助医生判断是否需要调整利尿药剂量或饮食限制。我们可以一起探讨更有效的记录方法,以确保数据的准确性。

【点评】

简单的回答可能会让患者家属感到被忽视。提供帮助和支持,以及解释记录的重要性,可以增加家属的合作意愿,并提高数据的准确性。

💬 问题 10. 我只是身上长了个黑痣，为什么医生让做手术?

【核心知识点】

医生建议对黑痣进行手术切除，可能是基于以下原因。①排除恶性变风险：黑痣如果出现疼痛、瘙痒、颜色改变、边缘不规则、出血或直径增大（如直径大于 5mm）等现象，可能是恶性黑色素瘤等皮肤癌症的表现。为了及早发现并采取适当的治疗措施，医生会建议切除痣并进行病理组织检查，以确定是否存在恶性变。②痣的类型与位置特殊：对于较大的先天性痣（出生时或新生儿期就存在）或后天性（婴儿 6 个月大以后至老年长出）迅速增大的痣；长在手掌、足底、指甲下或生殖器附近的痣，由于这些地方的摩擦可能促使痣发生变化。③影响美观或日常生活：如果黑痣位于面部、颈部或其他显眼位置，且颜色、大小或凸起程度较为明显，可能会影响外貌美观，切除这些痣可以提升患者的外貌形象，增强自信心；位于眼睑、鼻梁等关键部位的痣可能会影响视力、呼吸等功能，或者容易被衣物摩擦引发病变，切除这些痣有助于恢复受影响的功能，并减少潜在的健康风险。

【不良示范】

这个痣会癌变吧。

【正确示范】

【针对普通患者】让我来看看您痣的情况，可以吗？这个痣长出多久了？（患者回答出现时间）那么最近有没有突然增大或产生异常感觉的情况呢？（患者回答近期痣生长情况等）人体的色素痣大多数都是良性的，除了影响美观外，一般对身体没有什么影响，但少部分的痣确实是有恶性变可能，这时是需要做手术切除的，可以有效降低健康风险。如果您担心手术效果，是可以多和医生沟通一下的。

【针对知识需求高的患者】让我来看看您痣的情况，可以吗？（评估痣的部位、形态、颜色等）这个痣长出多久了？（患者回答出现时间）那么最近有没有突然增大或产生异常感觉的情况呢？（患者回答近期痣生长情况）人体的色素痣大多数都是良性的，除了影响美观一般对身体没有什么影响，但如果您的痣最近出现了明显增长、疼痛、瘙痒、颜色改变、边缘不规则甚至出血，是有恶性变可能，这时确实需要做手术切除的；或者如果长在容易摩擦到的位置，像长在手掌、足底、指甲下或会阴附近，反复摩擦刺激，可能会使痣发生变化，也可以选择手术切除，以降低健康风险。如果您担心手术效果，是可以多和医生沟通一下的。

👍 【点评】

　　患者此时心理上很可能是对手术切除的必要性不理解，同时不确定黑痣是否会对健康产生影响，或者害怕做手术过程。如果此时护士回答"这个痣会癌变吧"固然是手术的参考原因之一，但无疑会增加患者的心理负担，且显得简单、粗暴，导致患者更加惶惑、不安。护士此时结合专业评估情况，分层耐心回答医生建议手术的一般原因，帮助患者理解分析自身情况，进而作出合理抉择，避免盲目认为医生在夸大其词而放弃手术治疗，错过最佳干预时机，导致终身遗憾。最后建议其和医生充分沟通，帮助其充分了解手术风险、术后护理及预期效果，减轻术前焦虑。

💬 **问题 11. 护士，你抽那么多血，我啥时候才能补回来？**

　　【核心知识点】

　　抽血的好处有以下几点：①促进血液循环，适量的抽血能够降低人体的血液黏稠度，促进新陈代谢，使血细胞能够得到相对快的更新，有利于预防一些心血管疾病的发生。②促进骨髓造血：抽血后，血液总量的减少会刺激人体造血功能发挥作用，增加细胞的代谢，增强免疫力，刺激骨髓的造血机能。③降低血液黏稠度：抽血可以降低血液黏稠度，对高血脂的患者和红细胞增多的患者有一定稀释血液的作用，有助于预防因血液黏稠而引起的疾病。

【不良示范】

没事，不需要补！

【正确示范】

【针对普通患者】您好！医生根据你的病情，通过抽血送检，复查您的相关指标；另外适量的抽血对身体是有好处的，主要有促进血液再生，增加生存率，降低血液黏稠度。

【针对知识需求高的患者】您好！医生根据你的病情，通过抽血送检，复查您的相关指标；另外适量的抽血对身体是有好处的，适量的抽血能够降低人体的血液黏稠度，促进新陈代谢，使血细胞能够得到相对快的更新，有利于预防一些心血管疾病的发生。也会刺激人体造血功能发挥作用，增加细胞的代谢，增强免疫力，刺激骨髓的造血机能。还可以降低血液黏稠度，对高血脂的患者和红细胞增多的患者有一定稀释血液的作用，有助于预防因血液黏稠而引起的疾病。

【点评】

回答"没事，不需要补"从语气上给患者敷衍、不重视的感觉。患者提问实际上是有疑惑而且不信任医护人员，害怕抽血会给身体带来二次伤害。护士通过解释告诉患者原因，可以迅速消除其担忧心理。至此，根据患者的日常表现，对其分层，给予不同程度的专业知识解释，可在患者面前树立专业和权威的形象，有助于后续护理工作的开展。最后，通过告知患者抽血的目的及好处，让患者做到心中有数，解除患者的顾虑。

💬 **问题 12. 患者昨日抽血危急值，今晨出院前再次抽血。患者问：护士，昨天才抽过，今天怎么还抽，请你给我个说法？**

【核心知识点】

危急值的临床意义：危急值是指某一临床检验结果与正常参考值范围偏离较大，表明患者可能处于生命危急状态而必须立即给予治疗的临床预警值。这一概念强调了危急值在患者抢救过程中的重要性，其存在具有重要的开关效应，即及时的干预可以挽救生命，否则可能导致严重后果甚至死亡。它能够帮助临床医生及时发现并处理那些可能危及患者生命的异常情况。例如，当检验结果显示患者的血钾水平过低或过高时，这可能是心脏骤停或其他严重并发症的征兆。及时识别和报告这些危急值，可以让医生迅速采取措施，如补充钾离子或给予相应的药物治疗，从而防止病情恶化。

【不良示范】

医生让抽的！

【正确示范】

【针对普通患者】您好！昨天抽的血是危急值，今天您快出院了，出院前给您复查一下，这样和您之前的危急值做个对比，看是否有异常，这样您今天出院回家也安心，不然，回家后您也不知道您的危急值情况，否则可能还会有二次住院的可能。另外危急值具有很强的时效性，我们要及时根据检验结果去调整，并迅速采取措施，从而防止病情恶化。这些数值不是单靠我们的眼睛主观地去猜测的，要通过抽血，通过仪器来告诉我们。

【针对知识需求高的患者】您好！昨天抽的血是危急值，今天您要出院了，出院前给您复查一下，这样和之前的危急值做个对比，看是否有异常，这样您今天出院回家也安心，不然，回家后您也不知道您的危急值情况，否则可能还会有二次住院的可能。危急值就是当您在接受某种检验、检查或治疗时，如果出现异常结果，可能危及生命或严重影响生活质量的事件。危急值具有很强的时效性，必须在当时引起高度重视。我们要积极采取有效措施，避免或降低疾病恶化的风险。

👍【点评】

回答"医生让抽的"虽说可能是正常答案，但是会给患者敷衍、生硬的感觉。患者提问实际上是有疑惑而且不信任医护人员，害怕再次抽血会给身体带来二次伤害，护士通过解释告诉患者原因，可以迅速消除其担忧心理。至此，根据患者的日常表现，对其分层，给予不同程度的专业知识解释，可在患者面前树立专业的形象，有助于后续护理工作的开展。最后，通过告知患者再次抽血的目的及好处，让患者做到心中有数，解除患者的顾虑。

💬 问题 13. 护士，我家就在医院旁边，有事我来得及回来，你们为啥非要我回来？

【核心知识点】

医院有严格的规章制度和医疗监护要求，患者需要接受专业的治疗和护理。患者有责任和义务遵守医院规章制度，住院期间私自离开医院，存在个人责任与安全风险，同时也违反了医院的规章制度。如果患者在离开医院后发生意外或病情恶化，可能会引发医疗纠纷或法律问题，特别是在涉及传染病等特殊情况时，可能面临法律责任。

👤【不良示范】

没办法，医院有规定。

【正确示范】

【针对普通患者】您是病人，身体也不舒服，私自离开医院万一出现病情变化将严重损害您自身的安全，住院期间我们医护人员更能观察到您的病情变化，如遇不适能及时对症治疗。另外医院对住院患者也是有相应规章制度的，住院期间是不能私自离开医院的，这样不仅能更好地保护您的人身安全，还能大大减少意外及疾病风险。

【针对知识需求高的患者】您是病人，身体也不舒服，需要接受专业的治疗和护理，而且医院对住院患者也是有规定的，私自离开医院存在个人责任与安全风险，同时违反了医院的规章制度。如果您在离开医院后发生意外或病情恶化，可能会引发医疗纠纷或法律问题。只有住在医院，这样住院期间不仅能更好地保护您的人身安全，还能大大减少意外及疾病风险。

【点评】

回答"没办法，医院规定"虽说可能是正常答案，但是会给患者冷冰冰、不重视的感觉。患者提问实际上是对医院环境陌生，不想住在医院。护士首先告知病人的身份，同时关心患者的身体，也能让患者感受到护士对其的重视。经过分析利害关系，直截了当告诉患者结果，可以迅速消除其逆反心理。至此，根据患者的日常表现，对其分层，给予不同程度的专业知识解释，可在患者面前树立专业和权威的形象，有助于后续护理工作的开展。最后，通过再次说明利弊情况，让患者再次感受到被重视。

💬 **问题 14. 监护仪报警时，患者问：护士，这个机器总是报警，晚上能把声音关了吗？**

【核心知识点】

报警声音是监护仪的重要安全提示功能，用于提醒医护人员及时发现患者的异常情况。关闭报警声音可能导致医护人员错过重要病情变化，增加患者安全风险。

监护仪报警的原因：①生理参数异常，如心率、血压、血氧饱和度等超出正常范围；②设备问题，如电极片脱落、导联线接触不良、设备故障等；③患者活动，如翻身、肢体活动等可能导致信号异常，触发报警。

【不良示范】

不行，这个声音不能关，你忍忍吧。

【正确示范】

【针对普通患者】叔叔/阿姨，这个机器报警是为了保护您的安全。如果您的身体有什么变化，它会提醒我们及时发现。虽然声音有点吵，但这是为了您的健康。我会尽量调整一下机器，让它报警少一些。您要是觉得不舒服，就告诉我，我会尽量帮您解决。

【针对知识需求高的患者】叔叔/阿姨，这个监护仪报警是为了监测您的生命体征，比如心率、血压和血氧饱和度。如果这些数值超出正常范围，机器就会报警，提醒我们及时处理。虽然声音可能会打扰到您，但这是为了您的安全。我会检查一下机器，看看是不是有电极片脱落或者导联线接触不良的情况。如果是因为您翻身或活动导致的报警，我会尽量调整电极片的位置，减少误报。另外，您晚上尽量保持安静，这样报警声也会少一些。如果实在觉得吵，我们可以适当调低音量，但不能完全关闭，因为这是为了您的安全。

【点评】

回答"不行，这个声音不能关，你忍忍吧"过于简单且缺乏同理心，容易让患者感到不被重视，增加患者的焦虑情绪。用简单易懂的语言安抚患者，同时解释报警的重要性，并表示会尽量减少报警次数，让患者感受到被重视。在安抚患者的基础上，详细解释了监护仪报警的原因和重要性，并提出具体的解决方法，让患者理解并配合护理工作。

💬 问题 15. 护士，为什么吃了退烧药还是会反复烧？你们用的假药吧？

【核心知识点】

目前常用的退烧药，如对乙酰氨基酚和布洛芬，主要是通过抑制环氧化酶（COX）的活性，减少前列腺素的合成，从而降低体温。前列腺素是调节体温的关键因素，其减少会导致体温下降。退烧药只能暂时降低体温，并不能根治引起发烧的病因。因此，当药物作用消退后，体温可能会再次上升。此外，只要导致发烧的疾病未痊愈，就会不断释放外源性致热原，刺激免疫系统产生内源性致热原，继续刺激发烧。

😷 【不良示范】

你再等等看。

😷 【正确示范】

【针对普通患者】您感到反复发烧可能是因为体内的炎症反应还在继续，退烧药可以帮助降低体温，但需要一定的时间。请放心，我们使用的都是正规渠道的药品。

【针对知识需求高的患者】退烧药通过抑制前列腺素的合成来降低体温，但它们不能治疗引起发烧的病因。如果病因未消除，体温可能会再次升高。我们需要继续观察症状，并可能需要调整治疗方案。

👍 【点评】

直接告诉患者"你再等等看"可能会让他们感到无助，而解释退烧药的作用机制和可能的原因可以增强患者的信任感。护士在回答患者关于退烧药效果的疑问时，应避免简单地否定或忽视患者的感受。通过询问患者的感受并提供详细的解释，护士可以展示出对患者状况的关注和理解。这种沟通方式有助于建立患者的信任，减少他们的焦虑，并促进对治疗方案的遵循。此外，护士应强调正规渠道药品的安全性，以消除患者对药品质量的疑虑。

💬 问题 16. 护士，为什么输液两天了一点儿效果都没有？

【核心知识点】

发烧输液治疗主要是针对原发病，如抗感染治疗，一般不含有对症治疗的退热药物。发烧可能是由于各种感染引起，或者体温调节中枢出现异常。发烧输液不退烧的原因，主要与治疗不当、处于治疗恢复期间等有关。治疗效果可能因个体差异、病情复杂性、药物敏感性等因素而异，需要时间观察。输液治疗的效果取决于多种因素，包括药物的选择、剂量，给药途径和患者的生理状态。

👤【不良示范】

你别急。

👨‍⚕️【正确示范】

【针对普通患者】您现在感觉如何？（患者可能描述症状）我理解您的担忧。有时候，病情的改善需要一些时间。我会和医生讨论您的病情，看看是否需要调整治疗方案。

【针对知识需求高的患者】您现在感觉如何？（患者可能描述症状）我理解您的担忧。治疗效果可能因个体差异、病情复杂性、药物敏感性等因素而异，需要时间观察。输液治疗的效果取决于多种因素，包括药物的选择、剂量，给药途径和患者的生理状态。我会和医生讨论您的病情，看看是否需要调整治疗方案。

👍【点评】

简单的"你别急"可能会让患者感到被忽视，而提供具体的信息和可能的调整可以让患者感到被重视。在回应患者关于输液效果的疑问时，护士的回答应该体现出对患者急迫心情的理解，并提供关于治疗效果可能需要时间的解释。通过询问患者当前的感受，护士可以更准确地评估患者的状况，并根据需要与医生沟通调整治疗方案。这种细致的沟通有助于缓解患者的焦虑，增强他们对治疗过程的信心，并促进对护理工作的合作。

💬 **问题 17. 有自费项目时，患者问：这个检查（药物）为什么不能报销？就不能换个能报销的检查（药物）吗？**

【核心知识点】

医保报销的范围是根据国家和地方的医保政策制定的，分为甲类（全额报销）、乙类（部分报销）和自费项目（完全不报销）。自费项目通常是由于药品或检查的特殊性（如进口药、新型检查技术等）不在医保目录内。某些自费检查或药物可能是针对患者病情的最佳选择，可能具有更高的疗效或更少的副作用。医生会根据病情综合考虑是否使用自费项目。

沟通与解释：向患者解释医保政策和自费项目的选择原因，缓解患者的焦虑情绪。提供替代方案的可能性和潜在风险。

【不良示范】

这个检查（药物）不在医保目录里，没办法报销。

【正确示范】

【针对普通患者】您别着急，我来给您解释一下。这个检查（药物）是自费的，是因为它不在医保报销的目录里。医保报销的范围是有规定的，有些新的检查或药物可能暂时没有纳入医保。这个检查（药物）对您的病情很重要，医生才会建议您使用。如果您担心费用问题，我可以帮您问问医生有没有其他选择。

【针对知识需求高的患者】您提的问题很关键，我来详细给您解释一下。医保报销的范围是根据国家和地方的医保政策制定的，分为甲类（全额报销）、乙类（部分报销）和自费项目（完全不报销）。这个检查（药物）是自费的，主要是因为它不在医保目录里，可能是由于它的特殊性，比如是进口药或者新型检查技术。医生建议您使用这个检查（药物），是因为它是针对您病情的最佳选择，可能具有更高的疗效或更少的副作用。如果您担心费用问题，我可以帮您问问医生有没有其他替代方案，但需要提醒您的是，替代方案可能在疗效或安全性上略有差异。您可以和医生详细讨论一下，选择最适合您的方案。

👍【点评】

回答：这个检查（药物）不在医保目录里，没办法报销。过于简单，未对患者进行详细解释，容易让患者感到不被重视，增加患者的不满情绪。用简单易懂的语言安抚患者，同时提及医保政策和自费项目的选择原因，并表示会协助患者寻找替代方案。在安抚患者的基础上，详细解释了医保政策、自费项目的选择原因及替代方案的可能性，让患者了解整个情况，增强患者的信任感。

💬 **问题 18. 当患者病情加重时，就觉得医生用错了药物。**

【核心知识点】

护患沟通、药物副作用与病情变化的理解、合理用药的重要性。

👩‍⚕️【不良示范】

【针对普通患者】你这病就是这样，药没吃错，别瞎想。

【针对知识需求高的患者】这些药物都是经过严格临床试验的，不可能有问题，你这是心理作用。

👩‍⚕️【正确示范】

【针对普通患者】我理解您现在可能感到担心和不安。病情的变化有时候确实会让人感到困惑。但请相信，我们给您的药物是基于您当前病情的最佳选择。如果您觉得病情有所加重，这可能是病情自然发展的一部分，也可能是其他因素引起的。我们可以一起讨论您的症状，看看是否需要调整治疗方案。

【针对知识需求高的患者】我明白您对药物的担忧，确实，任何药物都有可能产生副作用，但这些副作用通常是轻微和可控的。我们选择的药物是基于广泛的研究和临床证据，旨在为您提供最有效的治疗。如果您注意到任何异常症状，我们可以一起探讨这些变化是否与药物有关，以及是否需要调整治疗方案。同时，我也可以提供一些关于药物作用机制和副作用的资料，帮助您更好地理解您的治疗。

👍【点评】

这种回答方式可能会让患者感到不被尊重和理解，对于普通患者缺乏耐心解释，而对于知识需求高的患者则过于简化问题，没有提供足够的信息和解释，可能导致患者对治疗的不信任和抵触情绪。

💬 问题 19. 为什么上一次抽血扎针不痛，这次扎针那么痛？是不是你的技术问题？

【核心知识点】

抽血过程中的疼痛感受受到个体差异、穿刺技术和皮肤状态等因素的影响。

1. 个体差异

每个人的疼痛感受阈值不同，有些人对疼痛更敏感，而有些人则较为耐痛。因此，同样的抽血过程对不同人可能会产生不同的疼痛感受。

2. 穿刺技术

护士的穿刺技术也会影响疼痛感受。技术熟练的护士能够准确、迅速地穿刺，减少对皮肤和组织的刺激，从而减轻疼痛感。

3. 皮肤状态

皮肤的状态也会影响疼痛感受。如果皮肤较为干燥或者有伤口、瘀斑等情况，可能会增加疼痛感。另外，血管的位置、深度等因素也会影响针头的穿刺感受。

【不良示范】

没事儿。

👨‍⚕️【正确示范】

【针对普通患者】我理解您的感受。有时候疼痛感受可能会有所不同，这可能与血管条件或操作技巧有关。我会尽量轻柔地操作，减轻您的不适。

【针对知识需求高的患者】我理解您的感受。疼痛感受可能因个体差异、血管条件、操作技巧、皮肤状态等因素而异。如果皮肤较为干燥或者有伤口、瘀斑等情况，可能会增加疼痛感。我会尽量轻柔地操作，减轻您的不适。

👍【点评】

简单的"没事儿"不足以解释患者的疑问，而提供具体的操作细节和个体化考虑可以增强患者的理解。护士在回应患者关于抽血疼痛的疑问时，应提供详细的解释，包括个体差异、穿刺技术和皮肤状态等因素如何影响疼痛感受。这种细致的沟通有助于患者理解抽血过程中的个体体验差异，同时也展示了护士对患者体验的关注和专业性。

💬 **问题 20. 上一个护士扎针没扎上，患者问：护士，刚才那个护士是实习的吧？**

【核心知识点】

带教老师对护生的临床实践承担着全面的指导与监督责任，尤其在护生进行护理操作（特别是侵入性操作）时，务必密切关注，确保操作符合规范和标准。带教老师进行临床护理带教时应做到以下几点：

1. 提前对护生进行操作流程和注意事项的详细讲解，包括可能出现的风险及应对措施。

2. 在护生操作过程中，时刻保持警觉，及时纠正护生的错误动作和不当行为。

3. 对于复杂或高风险的操作，带教老师应亲自示范，让护生更加直观地了解正确的操作方法。

4.定期对护生的操作技能进行评估，及时发现问题并给予针对性的指导和培训。

若带教老师未履行此责任，致使护生操作出现失误并对患者造成伤害，那么带教老师需要承担相应的法律责任。

护生在临床护理活动中不具备独立操作的资格，必须在带教老师的严密监督和指导下为患者实施护理操作。若护生未经带教老师批准擅自独立操作并对患者造成损害，需要承担法律责任，患者有权要求其进行经济赔偿。

护生应做到以下几点：

1.严格遵守带教老师的指导，不得擅自进行未经授权的操作。

2.在操作前，认真学习相关操作规范和流程，确保自己对操作有充分的了解。

3.操作过程中，保持高度的谨慎和专注，如有任何疑问或不确定的地方，及时向带教老师请教。

4.对自己的操作行为负责，一旦出现错误，要勇于承认并积极配合后续的处理。

护生在进入临床实习前，应明确自身的法定职责范围，并严格按照学校及医院的规定及专业团体的规范操作要求开展护理工作。

静脉穿刺失败的原因多种多样，主要包括以下几个方面：

1.患者因素

患者的年龄、性别、体型、疾病状态等都会影响静脉穿刺的成功率。例如，老年人皮肤松弛，血管脆性增加，穿刺难度较大；肥胖患者皮下脂肪较厚，静脉不易显露；疾病状态下，患者可能出现血管痉挛、水肿等情况，增加穿刺难度。

2.护士因素

护士的技术水平、操作经验、心理状态等也会影响穿刺结果。技术水平不高、操作经验不足可能导致穿刺失败；护士在操作时过于紧张或急躁，也可能影响穿刺的成功率。

3.环境因素

操作环境的光线、温度、湿度等也会影响穿刺的顺利进行。例如，光线不足可能导致静脉不易观察；温度过低可能导致患者血管收缩，增加穿刺难度。

【不良示范】

当然不是实习生。上次没扎上是因为你的血管不好导致的。

【正确示范】

【针对普通患者】我们医院是教学医院，如果是实习生操作的话，肯定会先征求您的知情同意的。而且带教老师也会在一旁看着。刚刚那个护士是我们这里扎针经验比较丰富的护士了。她看您血管比较难找，所以第一次给您扎针没有扎上就没有再进行第二次，而是马上找了我过来给您进行穿刺。我们团队里所有的护士都是经过专业培训，具备扎实技能的。但是扎针有时候会受血管条件等因素的影响，我们会尽力确保每一次的成功。刚刚您的血管没扎上，这边我们在针口处需要按压 10 分钟，避免按压时间不够导致皮肤出现淤紫。我现在给您重新找一下血管，如果血管较难找的话，就需要使用超声机确认血管位置进行穿刺。

【针对知识需求高的患者】我们医院是教学医院，如果是实习生进行操作，我们肯定会先征求您的知情同意，再在一旁指导实习生操作，不允许实习生单独给病人进行操作的。至于刚刚那位护士，她其实是一名扎针经验丰富的护士。她给您第一次穿刺没有成功，马上给您拔针并按压了针口 10 分钟，避免皮肤出现淤紫。她后面重新为您评估了血管，觉得您的血管毕竟难找，为了保护血管，她不再进行第二次穿刺，而是马上找了我过来给您进行穿刺。我们团队里所有的护士都是经过专业培训的，具备扎实的技能。但是扎针有时候会受血管条件等因素的影响，比如老年人皮肤松弛，血管脆性增加，穿刺难度较大；肥胖患者皮下脂肪较厚，静脉不易显露；疾病状态下，患者可能出现血管痉挛、水肿等情况，增加穿刺难度。我们会努力争取给您成功扎上，但是如果血管实在难找，我们就需要使用超声机去确定血管位置，进行穿刺。

👍【点评】

　　患者对上一位护士身份的质疑，其实蕴含了患者对第一次针没扎上的不满，且怀疑医院派实习护士给他扎针，把患者当作试验品，若处理不好，容易引发投诉，导致纠纷。回答"不是实习生。上次没扎上是因为你的血管不好导致的"容易进一步激化矛盾。此时，表明医院是教学医院，根据法律法规进行实习生的管理，可以打破患者的质疑。但患者还是对护士技术存在不满。此时列举护士在穿刺失败后对患者采取的一系列保护血管的动作，可以让患者的不满情绪得到缓解。再逐步宣教穿刺失败的原因，可以让患者对比自身，对下一次穿刺一针成功降低期望。事后，护士可以进行输液注意事项的相关宣教，多次巡视患者输液情况，及时满足患者合理需求，提高患者就诊满意度。

💬 **问题 21. 患者突然心力衰竭发作，家属问：病人来的时候好好的，怎么住几天院，现在反而变得更严重了？**

【核心知识点】

　　心力衰竭是一种进展性疾病，可能因多种因素急性加重。住院期间的监测和治疗旨在控制病情，但有时病情可能因个体差异而变化。

👤【不良示范】

这是常有的事。

👤【正确示范】

　　【针对普通患者和家属】心力衰竭可能会因为多种原因突然加重，比如感染、压力或不规律用药。我们正在密切监测并调整治疗方案，以帮助控制病情。

【针对知识需求高的患者和家属】心力衰竭是一种复杂的疾病，可能会因为心脏负荷增加、电解质失衡或其他并发症而急性加重。我们正在使用药物和监测设备来管理病情，并寻找可能的诱因。我们会根据病情变化调整治疗计划。

👍【点评】

简单的回答可能会增加家属的焦虑。详细解释病情变化的可能原因和正在采取的措施，可以帮助家属理解病情的复杂性，并增强对治疗的信心。

💬 问题 22. 护士，你们怎么还扎我一针，我不是有留置针吗？在留置针里面抽血不可以吗？是对我有意见吗？

【核心知识点】

如果是在留置期间采血，输入液体或封管液对检验结果的影响有两个方面：一是液体对血液的稀释作用；二是液体成分对同种成分检验结果的影响。

【不良示范】

不可以。

【正确示范】

【针对普通患者】不是的，如果在留置针里采血会导致血标本溶血，影响检验的结果，耽误您的后续治疗。

【针对知识需求高的患者】不是的，如果在留置针里采血会导致血标本溶血，影响检验的结果，耽误您的后续治疗。您看，您之前这个留置针输过液体的，在这里面继续采血可能会有之前残余液体，会对检验结果产生影响，这样您的血检结果就会不准确，反而耽误您的治疗。

👍【点评】

回答"不可以"虽说可能是正常答案，但是会给患者敷衍、生硬的感觉。患者提问实际上是想减少静脉穿刺次数。当告诉患者留置针里采血会对血检结果有影响时，可以消除其担忧心理。至此，根据患者的日常表现，对其分层，给予不同程度的专业知识解释，可在患者面前树立专业和权威的形象，有助于后续护理工作的开展。

💬 **问题 23. 护士，这个药说明书上副作用那么多，我会不会吃了就要抢救呀？这些药都有好多副反应，你们不负责！**

【核心知识点】

一种药物经过研究、开发、试验、上市，到抵达医院药店最终到临床，是需要经过层层把关的。每种药物都是通过临床试验的，研究了每种药物都会出现副作用，以及这种副作用是否在人体正常情况下的调节范围之内。也就是说，如果病人肝肾功能正常，也是严格按照医嘱规范服药，一般情况下，即使出现不良反应，也都是轻微的、可控的。

👩‍⚕️【不良示范】

没事儿。

👨‍⚕️【正确示范】

【针对普通患者】我看了下您肝肾功能检查报告是正常的，只要您遵医嘱规范服药，不仅能达到不错的治疗效果，而且这轻微的副作用也是可以通过肝功能代谢掉的。

【针对知识需求高的患者】一种药物经过研究、开发、试验、上市，到抵达医院药店最终到临床，是需要经过层层把关的，每种药物都是通过临床试验的，研究了每种药物都会出现的副作用，以及这种副作用是否在人体正常情况下的调节范围之内。也就是说，如果病人肝肾功能正常，也是严格按照医嘱规范服药，一般情况下，即使出现不良反应，也都是轻微的、可控的。我看了下您肝肾功能检查报告是正常的，所以只要您遵医嘱规范服药，不仅能达到不错的治疗效果，而且这轻微的副作用也是可以通过肝功能代谢掉的。

👍【点评】

回答"没事儿"虽说可能是正常答案，但是会给患者敷衍、不重视的感觉。患者提问实际上是心里害怕和担忧，害怕药物副作用影响身体健康。护士首先说看了患者的检查报告情况，让患者感受到护士对其的重视。经过解释药物的研究、上市经过，直截了当告诉患者结果，可以迅速消除其担忧心理。至此，根据患者的日常表现，对其分层，给予不同程度的专业知识解释，可在患者面前树立专业和权威的形象，有助于后续护理工作的开展。

💬 **问题24.护士，这个药说明书上的适应证，和我疼的毛病不一样呀？你们是不是搞错了呀？**

【核心知识点】

明确用药目的，严格执行查对制度，确保遵医嘱给药的安全性和有效性。

【不良示范】

没事儿，不会错。

【正确示范】

【针对普通患者】您的姓名是 ** 吗？（患者回答是）我看下您的腕带，这是您的药，主要治疗 ** 疾病方面的，没有错啊，每个药品的作用不一定全都写在说明书上面，医生是根据您疾病的情况开的，咱们得相信医生啊（根据情况拍拍患者的肩膀或握着患者的手进行安抚）

【针对知识需求高的患者】您的姓名是 ** 吗？（患者回答是），我看下您的腕带，这是您的药，主要治疗 ** 疾病方面的，没有错，医生是根据您疾病的情况开的，咱们得相信医生，遵医嘱用药才能确保用药的安全性及有效性。每个药品的作用不一定全都写在说明书上面，医生是根据您疾病的情况开的，咱们得相信医生啊（根据情况拍拍患者的肩膀或握着患者的手进行安抚）您如果还存在疑问，我可以帮您联系管床医生，让他跟您详细聊聊，怎么样？

【点评】

回答"没事儿，不会错"虽说可能是正常答案，但是会给患者敷衍、不重视的感觉。患者提问实际上是心里有担忧，害怕吃错药影响身体。护士首先再次核对患者身份，这既是判断的依据，也能让患者感受到护士对其的重视。经过核对没有错，直截了当告诉患者结果，可以迅速消除其担忧心理。至此，根据患者的日常表现，对其分层，给予不同程度的专业知识解释，可在患者面前树立专业和权威的形象，有助于后续护理工作的开展。最后，通过提出帮忙联系医生解除疑惑，让患者再次感受到被重视。

问题 25. 护士，我今年快 90 岁了，身体很好，每天锻炼，手术不需要家里人，你们不要跟我家里人联系可以吗？

【核心知识点】

任何手术以及麻醉都存在一定的风险及意外，术后患者需要一定的时间来逐渐恢复，在此期间其饮食、大小便、离床活动、输液等事项都需要家属或陪护协助，仅靠患者一个人的话是很难完成的，所以不建议患者术后一个人住院（尤其是高龄患者）。

👤 【不良示范】

不行。

👤 【正确示范】

【针对普通患者】任何手术以及麻醉都存在一定的风险及意外，术后您需要一定的时间来逐渐恢复，在此期间您饮食、大小便、离床活动、输液等事项都需要家属或陪护协助的，都一定要有家属陪同的。

【针对知识需求高的患者】任何手术以及麻醉都存在一定的风险及意外，术后您需要一定的时间来逐渐恢复，在此期间您的饮食、大小便、离床活动、输液等事项都需要家属或陪护协助，仅靠您一个人的话是很难完成的，有时可能会比预期需要更长的苏醒时间，导致一些风险和不良反应，如恶心、呕吐，血压和心率变化等。所以不建议您术后一个人在医院，而且您年龄这么大了，为了您的安全及早日康复，需要有家属陪同！

👍 【点评】

回答"不行"虽说可能是正常答案，但是会给患者说话强硬、不重视的感觉，而且有的老年人也不理解为什么不行。患者提问实际上是不想麻烦家属，觉得平时身体不错，术后没有什么问题。护士首先应该跟患者讲明，术后的风险以及一些并发症，让患者知晓，有些事情不是自己一个人能完成的，也能让患者感受到护士对其的重视。经过讲解后，直截了当告诉患者结果，术后是需要家属陪同的。至此，根据患者的理解能力，对其分层，给予不同程度的专业知识解释，可在患者面前树立专业和权威的形象，有助于后续护理工作的开展。最后，向患者再次讲解术后的风险及不良反应，让其知道高龄患者有家属陪同的重要性。

💬 **问题 26. 我没有糖尿病，都是你们给我查出来的！我是来做手术的，却要给我测血糖，你们是想钱想疯了吧！**

【核心知识点】

手术前常规进行血糖检测可以评估患者是否存在糖尿病及相关并发症，并确保其处于安全的代谢状态以支持手术过程。了解患者的糖代谢状态，以预防术后并发糖尿病酮症酸中毒等严重并发症。如果患者有糖尿病病史或存在高风险因素，则可能需要在术前调整血糖水平；对于需要胰岛功能测试或特殊饮食准备的手术，可能需要额外的血糖监测。这些情况是为了确保患者的血糖水平在手术中可控，降低术后感染风险。术前应遵循医生指导完成所有必要的检查，包括血糖测定。注意保持良好的沟通，及时告知医生任何疑问或担忧，确保手术顺利进行。

👩‍⚕️【不良示范】

必须要测血糖。

👩‍⚕️【正确示范】

【针对普通患者】手术前检测血糖是为了了解您的糖代谢状态，为了确保您的血糖水平在手术中可控，降低术后感染风险，确保手术顺利进行。

【针对知识需求高的患者】空腹血糖检测可以反映您基础状态下胰岛 B 细胞的功能状态以及机体对胰岛素的需求量，有助于了解您是否存在潜在的糖尿病风险或术中发生低血糖的风险。术前检测血糖是为了了解您的糖代谢状态，以预防术后并发糖尿病酮症酸中毒等严重并发症。如果您有糖尿病病史或存在高风险因素，则可能需要在术前调整血糖水平，并确保其处于安全的代谢状态以支持手术过程。这些情况是为了确保您的血糖水平在手术中可控，降低术后感染风险，确保手术顺利进行。

👍 【点评】

　　回答"必须要测血糖"虽说可能是正常答案，但是会给患者敷衍、不重视、强硬的感觉。患者提问实际上是不想测血糖，怕多花钱，心里有顾虑，对我们医护人员不信任。耐心地跟患者讲明术前测血糖的重要性，以及对手术的风险，也能让患者感受到护士对其的重视，可以消除其担忧心理。至此，根据患者的日常表现，对其分层，给予不同程度的专业知识解释，可在患者面前树立专业和权威的形象，有助于后续护理工作的开展。最后，通过对患者的沟通解释，让患者再次感受到术前测血糖的重要性。

💬 问题 27. 护士，为啥我和隔壁床做一样的手术，住一样的天数，收费不一样？你们是不是骗我的钱？

【核心知识点】

住院期间同种疾病的收费存在差异的原因：

1. 麻醉用药差异：虽然都是同样的麻醉方式，但麻醉用药会根据病人的体重、年龄和体格情况有所不同。不同的体格甚至不同创伤的手术，后续用药都会有所不同，这会导致费用的差异。

2. 手术前后的用药差异：手术前后的用药也会影响费用。根据病人的病情或有基础疾病的患者，这些患者的治疗难度大，术后容易产生并发症，从而增加用药或其他治疗。

3. 医保报销比例因医保类型不同而有所差异。

【不良示范】

你不懂，不可能骗你钱的。

【正确示范】

【针对普通患者】您住院的天数和手术虽然跟别人是一样的，但是您手术过程中，手术麻醉的费用、用药都各不相同，医保报销的比例也不一样，所以，虽然手术是一样的，但是费用会有差距。

【针对知识需求高的患者】您住院的天数和手术虽然跟别人是一样的，虽然都是同样的麻醉，但麻醉用药会根据病人的体重、年龄和体格情况有所不同。不同的体格甚至不同创伤的手术，后续用药都会有所不同，这会导致费用的差异。手术前后用药也有差异，也会影响费用。根据您的病情和基础疾病情况，您的治疗难度更大，术后容易产生并发症，从而增加用药或其他治疗。还有就是医保报销类型不同而有所差异。所以，您的费用多一些。

【点评】

回答"你不懂，不可能骗你钱的"虽说可能是正常答案，但是会给患者敷衍、不重视的感觉。患者提问实际上是心里觉得不平衡，觉得一样的手术，用的东西就是一样的，所以费用也一样，担心我们会乱收费，影响术后的心情及恢复。通过详细的解释，患者了解到，同样的手术有麻醉用药差异。虽然都是同样的麻醉，但麻醉并不是打一针就完事。麻醉用药会根据患者的体重、年龄和体格情况有所不同。不同的体格甚至不同创伤的手术，后续用药都会有所不同，这会导致费用的差异。手术前后的用药也会影响费用。根据患者的病情或基础疾病情况，这些患者的治疗难度大，术后容易产生并发症，从而增加用药或其他治疗。医保报销比例因医保类型不同而有所差异。跟患者解释后，患者表示会理解。

💬 问题 28. 护士，我刚刚就是心慌难受，你们为啥要给我放那个仪器？你们是为了赚钱？

【核心知识点】

心电监护仪可以协助我们持续监测患者心率、呼吸、血压、血氧饱和度的变化，动态评价病情变化，为临床治疗提供依据。

【不良示范】

不是。

【正确示范】

【针对普通患者】用心电监护可以实时观察您的生命体征的变化，便于医护人员发现问题，好采取相应的措施，毕竟肉眼无法看到这些数值，就没有办法对您的病情采取对症治疗。

【针对知识需求高的患者】用心电监护可以实时观察您的生命体征的变化，便于医护人员发现问题，好采取相应的措施，毕竟肉眼无法看到这些数值，就没有办法对您的病情采取对症治疗。如果您觉得心慌难受，我们可以从心电监护的心电图上看到您心率的情况，血氧饱和度可以观察到您是否有缺氧的状况，血压可以观察到您血管壁血流的压力，这些都是无法用肉眼观察到的。我们可以从心电监护的监测结果和您存在的主诉问题，采取对应的措施，缓解或解除您的不适。

【点评】

回答"不是"虽说可能是正常答案，但是会给患者敷衍、生硬的感觉，更让患者觉得你解释不出结果。患者提问实际上是心里有担忧，对住院费用有顾虑。护士耐心解答患者的问题，能让患者感受到护士对其的重视。直截了当告诉患者使用心电监护的目的及意义，可以迅速消除其担忧心理。至此，根据患者的日常表现，对其分层，给予不同程度的专业知识解释，可在患者面前树立专业和权威的形象，有助于后续护理工作的开展。最后，通过再次宣教，让患者再次感受到被重视。

💬 **问题 29. 护士，挂化疗药你们为啥非要我打那个叫 PICC 的，那个不舒服吧？你们是不是要赚我的钱？**

【核心知识点】

PICC，全称为经外周静脉穿刺的中心静脉导管。化疗患者进行 PICC 置管，可以避免反复穿刺和减少药物损害。①避免反复穿刺：PICC 是一种口径小、壁薄、质量轻的特殊导管，这使得其在操作上更为简便，危险性较低。更为重要的是，PICC 置管可以在身体内留置较长时间，一般为 1 ~ 2 年，从而减轻了患者因反复穿刺而造成的痛苦。②减少药物损害：在化疗过程中，PICC 置管能够最大限度地减少因长期化疗而引起的静脉炎、化疗药物外渗造成组织损伤或坏死的概率。通过 PICC 置管，化疗药物可以更为稳定地被输送到体内，避免了因药物外渗而导致的局部组织损伤。此外，PICC 置管还可以保持静脉的通畅，使得化疗周期能够顺利完成。总的来说，PICC 置管是一种安全、便捷、有效的输液方式。

👩‍⚕️ 【不良示范】

必须要用。

👩‍⚕️ 【正确示范】

【针对普通患者】PICC 置管就是利用导管从患者的手臂静脉处进行穿刺，导管会直达心脏附近的大静脉，它的作用是可以很好地隔离化疗药物与患者自己的血管。另外，大静脉处的血流速度比较快，可以快速稀释掉化疗药物，最终达到保护患者自身血管的目的，它用于为患者提供中长期静脉输液治疗。应用 PICC 后可以尽可能地保护外周静脉，为后续治疗的顺利进行提供有力的基础，这种情况下化疗一般是建议应用 PICC 的。

【针对知识需求高的患者】您化疗时进行 PICC 置管，可以避免反复穿刺、减少药物损害。避免反复穿刺：PICC 是一种口径小、壁薄、质量轻的特殊导管，这使得其在操作上更为简便，危险性较低。更为重要的是，PICC 置管可以在身体内留置较长时间，一般为 1～2 年，从而减轻了患者因反复穿刺而造成的痛苦。减少药物损害：在化疗过程中，PICC 置管能够最大限度地减少因长期化疗而引起的静脉炎、化疗药物外渗造成组织损伤或坏死的概率。通过 PICC 置管，化疗药物可以更为稳定地被输送到体内，避免了因药物外渗而导致的局部组织损伤。此外，PICC 置管还可以保持静脉的通畅，使得化疗周期能够顺利完成。

【点评】

回答"必须要用"虽说可能是正常答案，但是会给患者敷衍、不重视、强硬的感觉。患者提问实际上是心理有担忧和对费用的担忧，害怕医院乱收费。护士首先跟患者讲解了什么是 PICC，也讲解了 PICC 的好处，也能让患者感受到护士对其的重视。经过护士对患者的详细讲解，可以消除其担忧心理。至此，根据患者的日常表现，对其分层，给予不同程度的专业知识解释，可在患者面前树立专业和权威的形象，有助于后续护理工作的开展。